218 Anaesthesiologie und Intensivmedizin
Anaesthesiology and Intensive Care Medicine

vormals „Anaesthesiologie und Wiederbelebung"
begründet von R. Frey, F. Kern und O. Mayrhofer

Herausgeber:

H. Bergmann, Linz (Schriftleiter)
J. B. Brückner, Berlin · M. Gemperle, Genève
W. F. Henschel, Bremen · O. Mayrhofer, Wien
K. Meßmer, Heidelberg · K. Peter, München

H. Kreuscher D. Kettler (Hrsg.)

Ketamin in der Anaesthesie, Intensiv- und Notfallmedizin

Mit 47 Abbildungen und 8 Tabellen

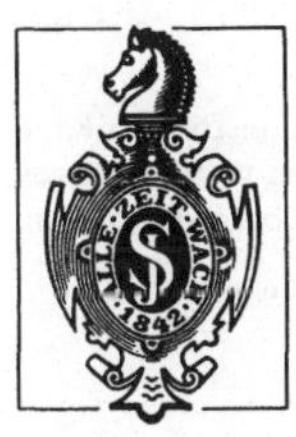

Springer-Verlag
Berlin Heidelberg New York
London Paris Tokyo
Hong Kong Barcelona

Prof. Dr. med. Hermann Kreuscher
Institut für Anästhesiologie, Städtische Kliniken
Natruper-Tor-Wall 1, W-4500 Osnabrück, FRG

Prof. Dr. med. Dietrich Kettler
Zentrum Anästhesiologie der Universität
Robert-Koch-Str. 40, W-3400 Göttingen, FRG

ISBN-13: 978-3-540-53390-0   e-ISBN-13: 978-3-642-76250-5
DOI: 10.1007/978-3-642-76250-5

CIP-Titelaufnahme der Deutschen Bibliothek
Ketamin in der Anaesthesie, Intensiv- und Notfallmedizin / H. Kreuscher; D. Kettler (Hrsg.).
– Berlin; Heidelberg; New York; London; Paris; Tokyo; Hong Kong; Barcelona: Springer,
1990 ` (Anaesthesiologie und Intensivmedizin; 218)
ISBN 3-540-53390-7 (Berlin ...)
ISBN 0-387-53390-7 (New York ...)
NE: Kreuscher, Hermann [Hrsg.]

Satz: Elsner & Behrens GmbH, Oftersheim   Druck: Zechnersche Buchdruckerei, Speyer
Bindearbeiten: J. Schäffer, Grünstadt

2119/3130-543210 – Gedruckt auf säurefreiem Papier

Vorwort der Herausgeber

Wer hätte schon vor 20 Jahren erwartet, daß das Phencyclidinderivat *Ketamin* den Stellenwert unter den injizierbaren Narkosemitteln erreichen wird, den es heute innehat, wenn man an die auch heute noch kontrovers diskutierten besonderen und ungewöhnlichen Eigenschaften dieses Pharmakons denkt. In zahlreichen Symposien wurden immer wieder neue Perspektiven aufgrund der Pharmakokinetik und -dynamik aufgezeigt und hieraus die heute bekannten vielseitigen Anwendungsmöglichkeiten abgeleitet. Es gibt nicht viele für den Anästhesisten relevante Pharmaka, die so gründlich und vielseitig untersucht wurden wie Ketamin. Sehr frühzeitig schon wurde seine besondere Eignung als intramuskulär applizierbares Einleitungsnarkotikum in der *Kinderanästhesie* erkannt. Seine stimulierenden Eigenschaften auf das kardiovaskuläre System und seine geringe Wirkung auf die zentrale Atemregulation führten sehr bald zum Einsatz in der *Notfallmedizin*, wo es darum geht, im Schock befindliche Unfallopfer zur Durchführung von Soforteingriffen sicherer zu anästhesieren, als es bis dahin mit Barbituraten möglich war. Fast alle Armeen der Welt haben deshalb Ketamin in ihren Sanitätsdepots. Sehr hoch werden auch die besonderen analgetischen Eigenschaften des Ketamins eingeschätzt, die bereits in subnarkotischer Dosierung wirksam sind. Die Nachteile wurden hauptsächlich in der arteriellen und intrakraniellen Druckerhöhung gesehen, wenn es sich um entsprechend gefährdete Patienten handelte. Hinzu kommen die unangenehmen psychotomimetischen Erscheinungen in der Aufwachphase, wenn das Mittel als Monosubstanz angewendet wird. Diese Nachteile konnten durch die Kombination mit Benzodiazepinen unter Kontrolle gebracht werden. Man kann überhaupt feststellen, daß Ketamin ohne die Benzodiazepine niemals den Platz erreicht hätte, den es heute in unserem Narkosemittelarsenal hat. So konnten neue intravenöse Anästhesieverfahren wie die Ataranalgesie und die Tranquanalgesie entwickelt werden, die nun auch Eingang in die *Intensivmedizin* gefunden haben und hier zur *Analgosedierung* mit Erfolg verwendet werden.

Neue klinische und klinisch-experimentelle Ergebnisse aus den genannten Bereichen wurden auf dem Industrieforum des Zentraleuropäischen Anästhesiekongresses in Innsbruck 1989 vorgetragen und diskutiert.

Diese Vorträge werden mit dem vorliegenden Buch der an diesen Problemen interessierten Öffentlichkeit bekanntgemacht; die in Monographien und Tagungsberichten zusammengefaßte Ketaminliteratur wird damit ergänzt.

Die Herausgeber danken den Autoren für ihr Engagement, der Firma Parke-Davis in Freiburg i. Br. für die Organisation der Tagung und die Unterstützung bei der Herausgabe dieses Buches sowie dem Springer-Verlag in Heidelberg für die fachkundige Beratung und Herstellung des Druckwerkes.

Inhaltsverzeichnis

Autorenverzeichnis

Abel, M., Prof. Dr. med.
Abt. für Kinderanästhesie und operative Kinderintensivmedizin,
Kinderkrankenhaus der Stadt Köln,
Amsterdamer Str. 59, W-5000 Köln 60

Adams, H. A., Priv.-Doz. Dr. med
Abt. für Anästhesiologie und operative Intensivmedizin,
Klinikum der Justus-Liebig-Universität,
Klinikstr. 29, W-6300 Gießen

Biscoping, J., Prof. Dr. med.
Anästhesiologie und operative Intensivmedizin,
Klinikum der Justus-Liebig-Universität,
Klinikstr. 29, W-6300 Gießen

Braune, J.
Institut für Anästhesiologie, Städtische Kliniken,
Natruper-Tor-Wall 1, W-4500 Osnabrück

Büttner, W., Dr. med
Klinik für Anästhesie und operative Intensivmedizin,
Universitätskliniken Marienhospital,
Hölkeskampring 40, W-4690 Herne 1

Claußen, Elke
Abt. für Anästhesie und operative Intensivmedizin,
Klinikum der Justus-Liebig-Universität,
Klinikstr. 29, W-6300 Gießen

Dhoré, R.
Abt. für Anästhesie, Städtische Kliniken,
An den Rehwiesen, W-4100 Duisburg

Doenicke, A., Prof. Dr. med.
Abt. für Anästhesiologie der Chirurgischen Poliklinik,
Ludwig-Maximilians-Universität,
Pettenkoferstr. 8a, W-8000 München 2

Foidl, Eva, Dr. med.
Klinik für Anästhesie und allgemeine Intensivmedizin
der Universität Innsbruck,
Anichstr. 35, A-6020 Innsbruck

Freye, E., Prof. Dr. med.
Abt. für Gefäßchirurgie und Nierentransplantation,
Kliniken der Heinrich-Heine-Universität,
Moorenstr. 5, W-4000 Düsseldorf

Gebhardt, B., Dr. med.
Abt. für Anästhesie und operative Intensivmedizin,
Klinikum der Justus-Liebig-Universität,
Klinikstr. 29, W-6300 Gießen

Hempelmann, G., Prof. Dr. med.
Abt. für Anästhesie und operative Intensivmedizin,
Klinikum der Justus-Liebig-Universität,
Klinikstr. 29, W-6300 Gießen

Hohlbach, G., Dr. med.
Medizinische Universität Lübeck,
Ratzeburger Allee 160, W-2400 Lübeck

Juhl, G., Dr. med.
Abt. für Anästhesiologie der Chirurgischen Poliklinik,
Lüdwig-Maximilians-Universität,
Pettenkoferstr. 8a, W-8000 München 2

Kreuscher, H., Prof. Dr. med.
Institut für Anästhesiologie, Städtische Kliniken,
Natruper-Tor-Wall 1, W-4500 Osnabrück

Kroesen, G., Prof. Dr. med.
Klinik für Anästhesie und Allgemeine Intensivmedizin
der Universität Innsbruck,
Anichstr. 35, A-6020 Innsbruck

Laub, Mechthild, Dr. med.
Abt. für Anästhesiologie der Chirurgischen Poliklinik,
Ludwig-Maximilians-Universität,
Pettenkoferstr. 8a, W-8000 München 2

Lechner, M. D., Prof. Dr. rer. nat.
Physikalische Chemie der Universität,
Barbarastr. 7, W-4500 Osnabrück

Michaelis, G., Dr. med.
Abt. für Anästhesie und operative Intensivmedizin,
Klinikum der Justus-Liebig-Universität,
Klinikstr. 29, W-6300 Gießen

Ochmann, O., Dr. med.
Abt. für Anästhesiologie der Chirurgischen Poliklinik,
Ludwig-Maximilians-Universität,
Pettenkoferstr. 8a, W-8000 München 2

Roszinski, S., Dr. med.
Medizinische Universität Lübeck,
Ratzeburger Allee 160, W-2400 Lübeck

Schildberg, F. W., Prof. Dr. med.
Medizinische Universität Lübeck,
Ratzeburger Allee 160, W-2400 Lübeck

Staubach, K. H., Dr. med.
Medizinische Universität Lübeck,
Ratzeburger Allee 160, W-2400 Lübeck

Suttmann, H., Prof. Dr. med.
Abt. für Anästhesiologie der Chirurgischen Poliklinik,
Ludwig-Maximilians-Universität,
Pettenkoferstr. 8a, W-8000 München 2

Wagner, F., Dr. med.
Abt. für Anästhesie und operative Intensivmedizin,
Kreiskrankenhaus Offenburg,
Ebertplatz 12, W-7600 Offenburg

Weiss, C., Prof. Dr. med.
Medizinische Universität Lübeck,
Ratzeburger Allee 160, W-2400 Lübeck

Weiss, J.
Medizinische Universität Lübeck,
Ratzeburger Allee 160, W-2400 Lübeck

Ketamin bei Kleinkindern: Vorteile und Risiken bei Prämedikation und Narkoseeinleitung

W. Büttner

Die wesentliche Ketaminwirkung besteht in einer funktionellen und elektrophysiologischen Dissoziation zwischen dem thalamoneokortikalen und dem limbischen System. Dabei treten als durchaus unerwünschte Nebenwirkung besonders in der Aufwachphase nach Ketaminmononarkosen psychische Sensationen auf. Sie wurden auch bei Kindern charakterisiert als Änderung der Stimmungslage und im Körpergefühl, als dissoziative oder nichtkörperhafte Erfahrung, als fluktuierende Sensationen, als schreckhafte Illusionen, als wilder Gedankenflug und gelegentlich als Delirium [23, 25]. Dabei werden sowohl bei Erwachsenen wie auch bei Kindern diese lebhaften Träume als mit dem völligen Erwachen verschwindend bezeichnet, obwohl es sog. „flash backs" gibt, also wiederkehrende Illusionen, selbst mehrere Wochen nach der Ketaminangabe [18]. Nichts hiervon ist geeignet, bei einem Kleinkind Verständnis für die eigene Situation, für die Umgebung und für die anwesenden Personen in einem Krankenhaus hervorzurufen oder zu fördern. Es gibt heute keinen Zweifel mehr, daß die Inzidenz dieser unerwünschten Nebenwirkungen durch gleichzeitige Gabe von Benzodiazepinen reduziert werden kann, völlig eliminiert werden können sie jedoch nicht.

Innerhalb des 1. Lebensjahres entwickeln sich Gedächtnisfunktionen und kognitive Fähigkeiten so weit, daß spätestens von diesem Zeitpunkt an die psychische Integrität durch physische und psychische Einflüsse gestört werden kann. Dies bekommt ein besonderes Gewicht, weil die Einsichtsfähigkeit in die eigene Situation und auch die allgemeine Urteilsfähigkeit erst im Laufe mehrerer Jahre einen Stand erreicht, der es den Kindern ermöglicht, auch für sie unangenehme Erfahrungen als notwendig und hilfreich zu akzeptieren. Es besteht also in den ersten Lebensjahren eine ausgeprägte psychische Irritabilität bei mangelnder Einsichtsfähigkeit. Im 1. Lebensjahr mangelt es darüber hinaus auch noch an kognitiven Fähigkeiten.

Daraus folgt, daß allein die psychogenen Nebenwirkungen des Ketamins bei Gebrauch als Monoanästhetikum die Kleinkinder überfordern. Für das 1. Lebensjahr wäre es denkbar, daß die von Ketamin ausgelösten psychogenen Reaktionen gerade wegen der fehlenden oder mangelhaft ausgebildeten kognitiven Fähigkeiten keine bleibenden Eindrücke hinterlassen. Diese Vermutung ist bisher in der Literatur verfolgt worden, und sie entzieht sich daher unserem Urteil.

Für Kinder im Schulalter und aufwärts besteht immerhin die Möglichkeit, die psychogenen Nebenwirkungen durch eigene Fertigkeiten oder mit Hilfe des Anästhesisten und der Eltern zu kompensieren oder zu neutralisieren. Aber auch hierzu fehlen stichhaltige und methodisch saubere Untersuchungen, so daß letztlich pragmatische Gründe zu der Entscheidung geführt haben, Ketamin auch im höheren Kindesalter nicht als Mononarkotikum zu verwenden.

Ketamin hat einige Eigenschaften, die es für den Einsatz beim Säugling und Kleinkind interessant machen. Es hat mit 348 ein niedriges Molekulargewicht, es ist wasserlöslich, es hat einen pH-Wert zwischen 3,5 und 5,5 und es hat eine große therapeutische Breite. Dies sind gute physikochemische Voraussetzungen für eine rasche Resorption über Schleimhäute. Damit bestehen prinzipiell 4 Möglichkeiten der Ketaminapplikation: die intravenöse, die intramuskuläre, die orale und die rektale Zufuhr. Erleichternd für die orale Gabe ist zu bemerken, daß sich der bittere Geschmack des Ketamins bereits mit geringen Mengen von Fruchtsäuren überdecken läßt. Somit besteht also nicht die Notwendigkeit, das Medikament durch die von Kindern so gefürchtete Injektion zuführen zu müssen.

St. Maurice et al. erwähnten zum 1. Mal die Möglichkeit, Ketamin bei Kindern rektal zuzuführen. Nach einer Prämedikation mit Diazepam und Atropin gaben sie 10 mg/kg Körpergewicht Ketamin rektal zur Narkoseeinleitung und erreichten, daß innerhalb von 3,5 min der verbale Kontakt abbrach und nach 8 min eine Maskennarkose ohne gezielte Abwehr durch die Kinder durchgeführt werden konnte [19]. Die Grundlage für die Effektivität der rektalen Zufuhr von Ketamin ist seine Wasserlöslichkeit. Die Resorption durch die Mucosa des Rektums ist ein Diffusionsprozeß. Da die Mucosa des Rektums mit einer wäßrigen Schicht gedeckt ist, velangt die Resorption des wasserlöslichen Ketamins nicht einen zusätzlichen Diffusionsschritt durch eine Wasser-Fett-Zwischenschicht. Die Resorption des rektal verabreichten Ketamins erfolgt daher relativ rasch. Die mittlere Plasmakonzentration von Ketamin erreicht dabei nach 41 min ihren Maximalwert, die von Norketamin nach 63 min. Damit beträgt die Halbwertszeit n der β-Phase mehr als 100 min ([13, 16]; Tabelle 1).

Ein wesentlicher Schritt der Biotransformation des Ketamins enthält eine N-Demethylierung über D-450-Enzyme. Es entsteht dabei Norketamin, da im weiteren durch Hydrolyse an einer oder mehreren Stellen des Cyclohexanonringes und durch Konjugation zu wasserlöslichen Glucuronidderivativen abgebaut werden kann. Norketamin ist in Tierstudien 1/5 bis 1/3 so potent wie Ketamin [11, 24].

Die Norketaminkonzentrationen liegen bei der rektalen Gabe immer höher als die von Ketamin. Dies weist auf einen hohen First-pass-Effekt hin. Die Bioverfügbarkeit von Ketamin kann bei rektaler Gabe beim Kleinkind mit 11–25% angesetzt werden. Sie kann im oberen Bereich gehalten werden, wenn Ketamin in der 5%igen Konzentration und damit mit geringem Volumen verabreicht wird. Dadurch erreicht man, daß nicht der größere Teil des resorbierten Ketamins über die Vv. haemorrho-

Tabelle 1. Pharmakokinetische Daten bei Kleinkindern und Erwachsenen (Mittelwert und Standardabweichungen). (Nach Grant et al. [14])

	Kleinkinder	Erwachsene	Signifikanz
Plasmahalbwertszeit $T_{1/2}$ (min)	100 ± 19	153 ± 27	n.s.
Clearance (ml · min^{-1} · kg^{-1})	16,8 ± 3,3	12,6 ± 2,2	n.s.
Verweilzeit $\bar{t}$ (min)	108 ± 15	182 ± 25	p < 0,05

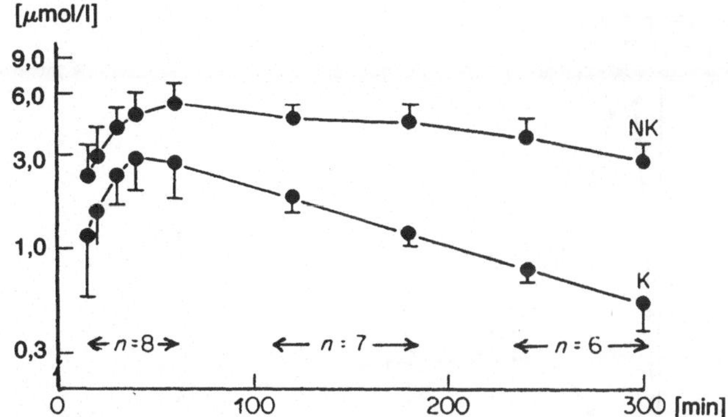

Abb. 1. Mittlere Plasmakonzentration von Ketamin (*K*) und Norketamin (*NK*) bei Kleinkindern nach rektaler Ketamingabe (9,2 mg/kg KG). (Nach Idwall et al. [16])

idales superiores abfließt und damit über die V. portae einem First-pass-Effekt ausgesetzt wird (Abb. 1). .

Bei der oralen Verabreichung werden die maximalen Plasmakonzentrationen von Ketamin und Norketamin praktisch zu den gleichen Zeitpunkten, nämlich nach 45 und 60 min, erreicht. Auch die Bioverfügbarkeit erreicht mit 16% dieselbe Größenordnung wie bei rektaler Verabreichung. Wie bei der rektalen Verabreichung ist auch hier der hohe First-pass-Effekt verantwortlich für diesen relativ niedrigen Wert ([14]; Abb. 2).

Bei intramuskulärer Verabreichung ändert sich dieses Bild erheblich: Zunächst einmal werden innerhalb der ersten 1,5 h immer höhere Ketamin- als Norketaminspiegel erreicht; für die Praxis noch relevanter ist jedoch die Tatsache, daß die maximalen Plasmakonzentrationen von Ketamin innerhalb von 22 min auftreten, wobei bereits innerhalb der ersten 5 min Konzentrationen entstehen, die mit einer weitgehenden Analgesie und mit einer Amnesie verknüpft sind. Eine der Ursachen für das schnelle Anfluten des Ketamins nach intramuskulärer Verabreichung ist die hohe Muskeldurchblutung bei Säuglingen und Kleinkindern. Die mittlere Perfusionsrate von Muskeln beträgt bis zum 12. Lebensjahr etwa 3,6 ml/100 ml Muskelvolumen und liegt damit etwa doppelt so hoch wie bei Erwachsenen.

Die Plasmahalbwertszeit des Ketamins ist bei Kleinkindern kürzer als die von Erwachsenen. Seine Clearance liegt dabei höher als bei Erwachsenen (Tabelle 1). Die von Grant et al. 1981 vorgestellten Ergebnisse decken sich mit den klinischen Beobachtungen, wonach die Wirkdauer des Ketamins bei Kleinkindern kürzer ist als bei Erwachsenen. Bei der Übertragung dieser Daten in der klinischen Anwendung ist jedoch Vorsicht geboten: Die von Grant et al. [14] ermittelten Ketaminkonzentrationen, die mit dem völligen Erwachen der Kinder verbunden waren, differieren z. B. um den Faktor 4. Der niedrigste Wert betrug 870, der höchste 3780 ng/ml (Abb. 3). Das besagt, daß die interindividuelle Streubreite für die klinisch faßbare Wirkung bei Kindern außerordentlich groß ist.

Die hohe analgetische Potenz des Ketamins zeigt sich bei einem Vergleich der Plasmakonzentrationen zum Zeitpunkt des Eintritts einer Analgesie und dem Aufwachzeitpunkt: Bei Überschreiten von 100 ng/ml wird eine Analgesie nachweisbar [10].

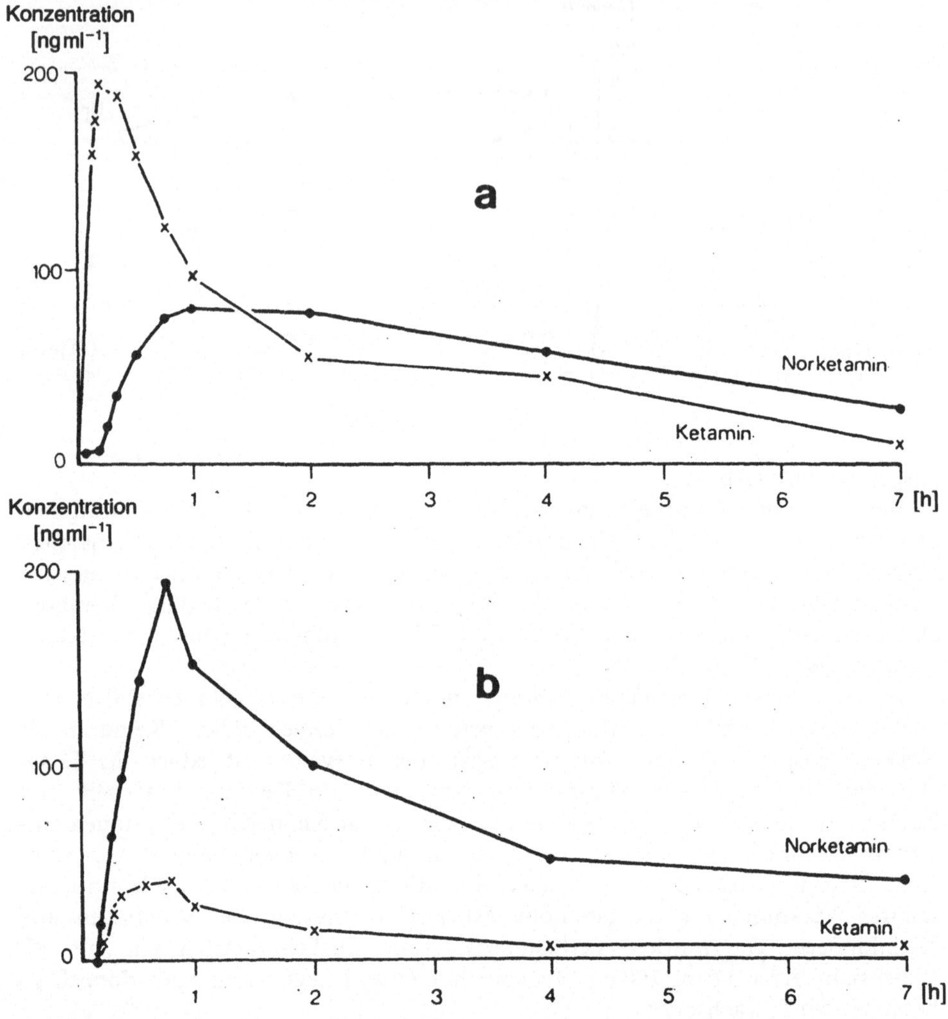

Abb. 2. a Mittlere Plasmaspiegel von Ketamin und Norketamin nach i.m.-Gabe von 0,5 mg/kg KG bei 6 gesunden Freiwilligen; **b** mittlere Plasmakonzentration von Ketamin und Norketamin nach oraler Gabe von 0,5 mg/kg KG bei 6 gesunden Freiwilligen. (Nach Grant et al. [13])

Die Sensitivität der Kinder gegenüber Ketamin nimmt mit dem Alter zu ([17]; Abb. 4). Dementsprechend sind zum Erreichen einer Analgesie bei Säuglingen höhere Dosen erforderlich als bei Kleinkindern und Erwachsenen.

Ketamin zur Prämedikation bei Kleinkindern

Um das Verständnis für die Handhabung des Ketamins zur Prämediaktion von Kleinkindern zu erleichtern, seien in Kurzform die Ergebnisse einer schon fast historisch zu nennenden Untersuchung in Erinnerung gerufen [5, 8]: Die Ergebnisse

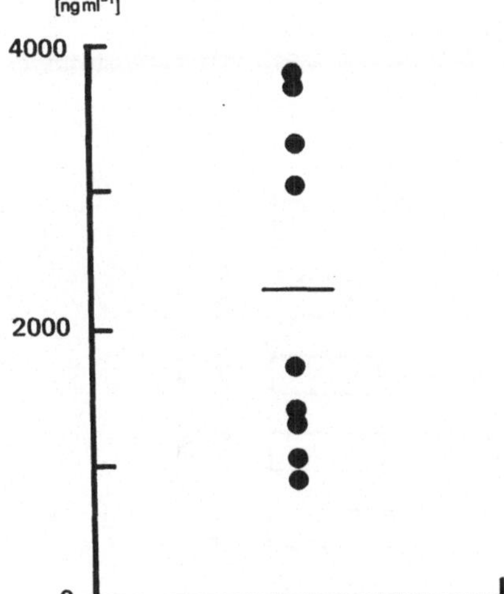

Abb. 3. Plasmaketaminkonzentration
bei 9 Kleinkindern nach dem Aufwachen.
(Nach Grant et al. [14])

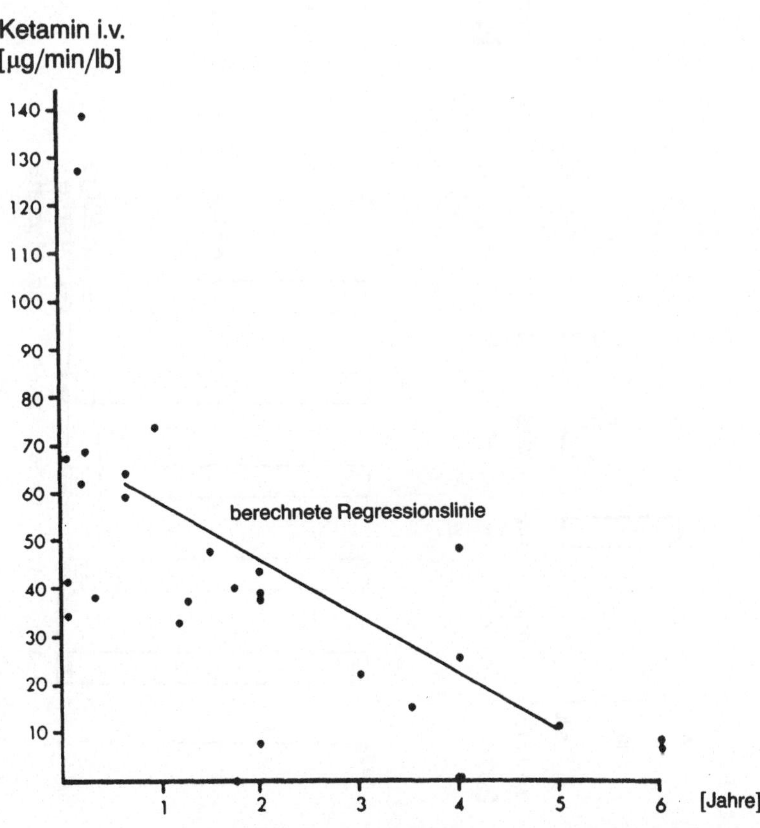

Abb. 4. Zusammenhang zwischen Ketaminbedarf (µg/min pro lb ≙ 450 g Körpergewicht) Analgesie und dem Alter von Säuglingen und Kleinkindern. (Nach Lockhart u. Nelson [17])

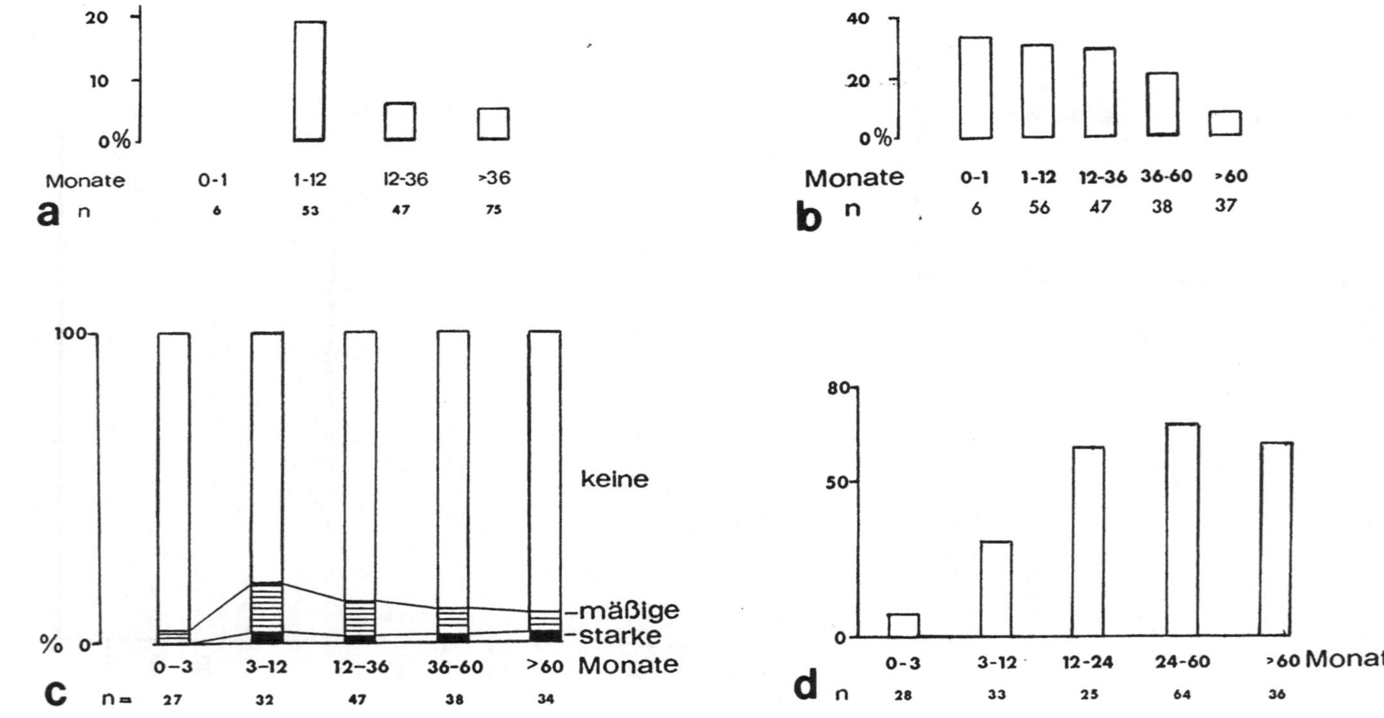

Abb. 5. a Abwehr gegen Maßnahmen der Narkoseeinleitung, **b** motorische Unruhe, **c** Salivation und **d** Nystagmus nach Prämedikation mit 2,5 mg Ketamin/kg KG in Abhängigkeit vom Alter der Kinder

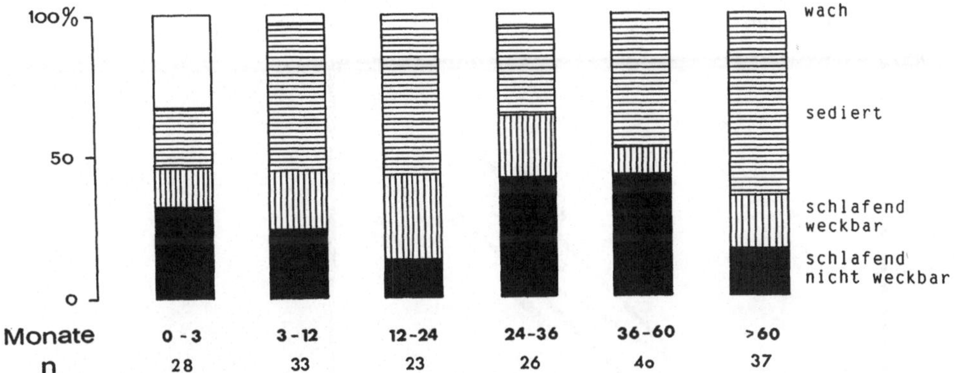

Abb. 6. Sedierungsgrad in Abhängigkeit vom Alter

entstammen einer Studie aus dem Jahre 1980, bei der das Ketamin in einer Dosierung von 2,5 mg/kg Körpergewicht (KG) bei Säuglingen und Kleinkindern kombiniert mit 0,02 mg Atropin/kg KG intramuskulär verabreicht wurde – eine Methode, die längst verlassen wurde. Es erwies sich, daß es altersabhängig Unterschiede in einigen Qualitätsmerkmalen zur Prämedikation nach Ketamin gab. Einheitlich und altersunabhängig war die Tatsache, daß der optimale Prämedikationseffekt in einem Zeitraum zwischen 9 und 15 min nach der intramuskulären Gabe erreicht wurde. Dahingegen waren z. B. motorische Unruhe, der Wachheitszustand, die Abwehr gegen Maßnahmen der Narkoseeinleitung, die Salivation und auch der Nystagmus in Abhängigkeit vom Alter der Kinder sehr unterschiedlich verteilt (Abb. 5 und 6). Daraus war der Schluß zu ziehen, daß die Dosierung von Ketamin zu Prämedikationszwecken dem Alter der Kinder angepaßt werden sollte. Bemerkenswerterweise hat eine derartige altersabhängige Anpassung die Prämedikationsergebnisse nicht verbessert. Es konnte weder eine Verringerung der Abwehr gegen die eigentliche Narkoseeinleitung erreicht noch das Ausmaß der Katalepsie oder der motorischen Unruhe in klinisch relevanter Weise beeinflußt werden.

Unabhängig von der Tatsache, ob die Dosierung altersgemäß angepaßt war oder als Standarddosierung von 2,5 mg/kg KG verabreicht wurde, kam es bei der alleinigen Anwendung von Ketamin in ca. 15% aller Fälle immer zu einem Prämedikationsergebnis, das aus Sicht des Kindes als unbefriedigend angesehen werden mußte. Dies führte zu der Frage, ob es besonders psychologisch belastete Kinder gibt, bei denen unabhängig vom Prämedikationsweg und unabhängig von der Auswahl des Prämedikationsmittels mit schlechten Ergebnissen gerechnet werden muß. Die Ergebnisse einer darauf gezielten Untersuchung besagen, daß diese Frage bejaht werden muß und daß die Auswahl des Prämedikationsweges und des Prämedikationsmittels für sich allein keinen Einfluß auf die Tatsache der unbefriedigenden Prämedikationsergebnisse hat. Somit kann auch nicht die Anwendung des Ketamins in Zweifel gestellt werden [4, 7–9, 12]. Diese Situation und die zunehmende Erkenntnis, daß eine primäre intramuskuläre Injektion für akzeptable Prämedikationsergebnisse nicht immer erforderlich ist, führte dazu, daß die Prämedikation mit Ketanest ergänzt wurde durch die vorherige Gabe von Benzodiazepinen [12]. Dabei hat sich Midazolam im Vergleich zu dem zuerst untersuchten wasserlöslichen

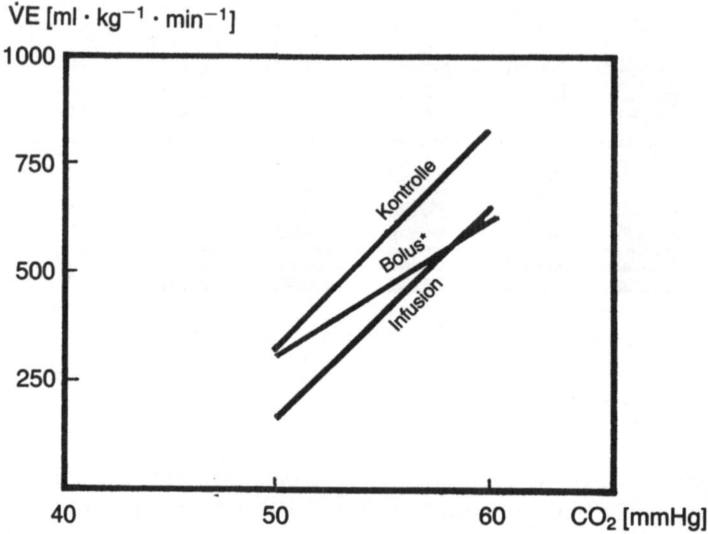

Abb. 7. CO_2-Antwortkurven nach i.v.-Gabe von Ketamin bei Kleinkindern. (Nach Hamza et al. [15])

Diazepam bei rektaler Gabe als überlegen erwiesen; überlegen in der Hinsicht, daß die Zahl der unbefriedigenden Prämedikationsergebnisse signifikant geringer war und das Ausmaß der Agitation sowie der gezielten Abwehr gegen die Maßnahmen der Narkoseeinleitung signifikant günstiger lag als nach Ketamin alleine oder in Kombination mit wasserlöslichem Diazepam [3, 4, 7–9, 12].

Eine unserer heutigen Standardprämedikationen für Kinder zwischen 4 und 25 kg KG lautet daher: rektale Gabe 0,5 mg Midazolam/kg KG, die 5–7 min später gefolgt wird von der intramuskulären Gabe von 2 mg Ketamin/kg KG kombiniert mit 0,01 mg Atropin/kg KG. Das Wirkungsoptimum ist trotz der Kombination mit Midazolam nach 9–15 min zu erwarten. Beginnt die Narkoseeinleitung zu einem früheren oder einem späteren Zeitpunkt, so ist mit Irritationen des Kindes zu rechnen, wobei bei zu früher Belästigung besonders mit schreckhaften Sensationen zu rechnen ist, bei späterer Narkoseeinleitung eher mit einer motorischen Unruhe.

Nach den Ergebnissen von Hamza et al. [15] wird die CO_2-Antwortkurve nur bei intravenösen Bolusinjektionen von Ketamin in ihrem Anstieg verändert, während sie bei kontinuierlicher Gabe nach rechts verschoben ist (Abb. 7). Dies besagt, daß auch Ketamin die zentrale Atemregulation beeinflußt. Die durchaus bekannte typische unregelmäßige Atmung nach höheren Dosen von Ketamin führte daher zu der Frage, ob bei der oben angeführten Art der Prämedikation nicht mit respiratorischen Störungen zu rechnen ist.

Bei über 18000 derartigen Prämedikationen kam es nur in 2 Fällen zu respiratorischen Störungen. In einem Falle handelte es sich um die fälschliche Anordnung von intramuskulärer Ketamingabe bei einem ehemaligen Frühgeborenen mit einem Körpergewicht von 3,2 kg zum Zeitpunkt der Operation, im 2. Fall handelte es sich um einen Säugling mit bekanntem Ventrikelseptumdefekt (VSD) und pulmonaler Hypertension, dem infolge der Verwechslung der Stechampullen durch die verabreichende Schwester die 5fache statt der vorgesehenen Ketaminmenge von 2 mg/kg KG verabreicht wurde. Bei korrekter Handhabe kam es in keinem Fall zu einer respiratorischen Störung. Der kapillar gemessene pCO_2 betrug in einer kontrollierten Studie bei 72 Kindern im Alter zwischen 1 und 3 Jahren vor der Prämedikation $36,2 \pm 1,4$ mm Hg[1]. Nach der oben angeführten Pränmedikation betrug er $36,7 \pm 2,3$ mm Hg und zeigte damit keine Veränderung. Es besteht somit kein respiratorisches Risiko in der Zeit zwischen Prämedikation und Narkoseeinleitung.

Die Salivation nach der Anwendung von Ketamin hat ehemals die Befürchtung ausgelöst, daß ein Laryngospasmus gehäuft auftreten kann. Zum einen hat sich ergeben, daß durch die additive Gabe von 0,01 mg Atropin/kg KG die Inzidenz einer therapiebedürftigen Salivation zum Zeitpunkt der Narkoseeinleitung mit unter 3‰ in den Bereich der klinischen Irrelevanz gerät. Zum anderen waren die Ergebnisse einer kontrollierten Studie an 1259 konsekutiv anästhesierten Säuglingen und Kleinkindern bemerkenswert: Es konnte keine signifikante Korrelation zwischen dem Auftreten eines Laryngospasmus und dem Alter der Kinder ermittelt werden. Der einzige als signifikant zu erhebende Einfluß war der der persönlichen Erfahrung der 8 beteiligten Anästhesisten. Bei Anästhesisten in Ausbildung mit einer Erfahrung aus weniger als 150 selbständig durchgeführten Narkosen bei Kleinkindern trat ein Laryngospasmus 5mal so häufig auf wie bei Anästhesisten, die mehr als 150 selbständig geleitete Kindernarkosen durchgeführt hatten. Damit hatte sich die Erfahrung des Anästhesisten als das größere Risiko für die Kinder herausgestellt als das Ketamin in der Prämedikation.

Wenn man die Ängstlichkeit des Kindes als Maß für die Qualität der Prämedikation akzeptiert, dann stellt diese hier erneut vorgestellte Methode das derzeit erreichbare Optimum dar. Bei allen Kindern läßt sich damit die Ängstlichkeit zum Zeitpunkt der Narkoseeinleitung auf das niedrigst mögliche Maß einstellen. Dies gelingt mit anderen Prämedikationsmethoden nicht, auch nicht mit Midazolam allein in höherer Dosierung. Unter Midazolam allein verbleiben ca. 20% von Kindern, deren Ängstlichkeit trotz Prämedikation zugenommen hat [2, 6].

Die Kombination von Midazolam und Ketamin verleitet zu der Vorstellung, es handele sich um eine Narkoseeinleitung. Daraus wäre der berufspolitisch wichtige Schluß zu ziehen, daß sie nur unter Anwendung eines Anästhesisten erfolgen kann. Gegen diese Auffassung spricht, daß mit der oben angeführten Dosierung von Midazolam und Ketamin nicht erreicht werden kann, daß jedes Kleinkind und jeder Säugling innerhalb von 15 min in einen schlafenden, nicht weckbaren Zustand mit aufgehobenen Reflexen versetzt werden kann [12] (Abb. 8). Bei allen Kindern bleiben die zirkulatorischen und die respiratorischen Reflexe erhalten. Es besteht daher nicht die Notwendigkeit einer ärztlichen Überwachung zwischen den Zeitpunkt der Medikamentengabe und der Narkoseeinleitung. Sinnvoll allerdings ist eine Beobachtung und Begleitung durch eine Pflegekraft. Sie ist durch den schnellen Wirkungseintritt und durch Beachtung der kurzen Wirkdauer und des früh eintretenden Wirkungsoptimums aus organisatorischen Gründen eo ipso sichergestellt.

---

[1] Nach den internationalen Einheitensystem gilt: 1 mm Hg ≙ 133,322 Pa.

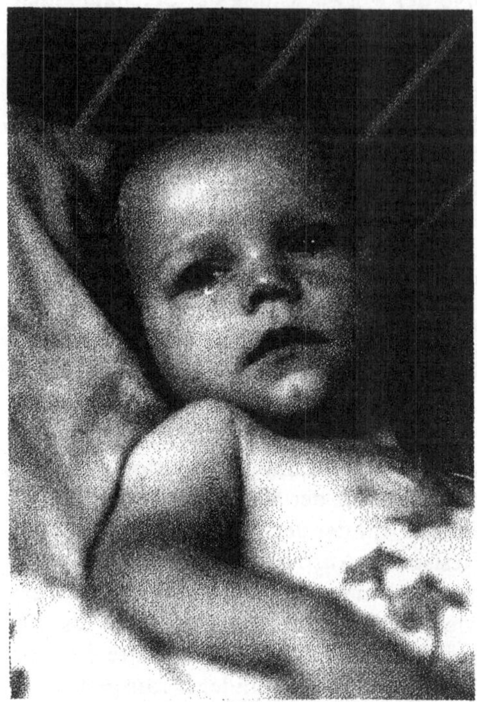

Abb. 8. Beispiel eines nicht schlafenden 2½jährigen Kleinkindes 12 min nach rektaler Midazolam- und intramuskulärer Ketamingabe

Es kann der Einwand erhoben werden, daß gerade bei Kleinkindern eine intramuskuläre Injektion im Zusammenhang mit der Prämedikation nicht kindgerecht ist. Der Objektivität halber ist aber festzuhalten, daß es nicht das Ziel der Prämedikation beim Kleinkind ist, eine Injektion zu vermeiden. Vielmehr ist Ziel der Prämedikation, eine Amnesie für die Phase der Narkoseeinleitung zu erreichen, eine evtl. vorhandene Ängstlichkeit des Kindes sicher zu reduzieren und eine Prophylaxe gegen eine prämedikationsbedingte Zunahme der Ängstlichkeit zu liefern. Daher ist zwar die primär intramuskuläre Injektion des Ketamins zu vermeiden, wie sie von Hannalah und Mitarbeitern 1989 für Fälle ausgeprägter Renitenz empfohlen wird, aber sie ist unter dem Schutz des vorher verabreichten Midazolams zu akzeptieren.

Ketamin zur Narkoseeinleitung

Die Anwendung des Ketamins zur Narkoseeinleitung hat nach den Empfehlungen von Altemeyer in Deutschland Verbreitung gefunden [1]. Ketamin ruft durch direkte Stimulation zentralnervöser Strukturen sympathikomimetische Aktionen hervor; es kommt zum bekannten Puls- und Blutdruckanstieg, Anstieg des Schlagindexes bei partieller Blockade des kardialen N. vagus, Anstieg der zirkulierenden Katecholamine, Konstriktion der α-adrenerg abhängigen Gefäße mit Erhöhung des venösen Rückflusses [20–22]. Im Vergleich zur inhalatorischen Narkoseeinleitung mit halogenierten Kohlenwasserstoffen sind das gute Voraussetzungen, um Blutdruckabfälle mit eventuellen hypoxygekoppelten Atmungs- und Kreislaufstörungen zu vermeiden. Es besteht dabei aber ein Risiko, da im Individualfalle nicht sicher abzuschätzen ist. Nahezu 5% aller Neugeborenen kommen mit angeborenen Mißbildungen des Herzgefäßsystems zur Welt. Von diesen bleiben bis zu 40% bis zum Schulalter unerkannt. In einem solchen Fall kann die Eigenschaft des Ketamins, den pulmonalen Widerstand um 40% zu erhöhen, lebensbedrohliche Konsequenzen haben.

Es ist daher zu fragen, ob, und wenn ja, wieviele Kinder mit angeborenen Herzgefäßmißbildungen wegen einer sog. fixierten pulmonalen Hypertension von einer durchaus noch erfolgversprechenden Operation ausgeschlossen wurden, weil bei der entscheidenden invasiven kardiologischen Diagnostik Ketamin verwendet wurde. Es ist daher zu bedenken, auch bei den rein kardiodiagnostischen Verfahren im Säuglings- und Kleinkindesalter nicht auf die Kenntnisse und Erfahrungen von Kinderanästhesisten zu verzichten und dabei das Ketamin zu vermeiden (Simons 1989, persönliche Mitteilung).

Bei Gabe des Ketamins zur Narkoseeinleitung bei Kleinkindern ist es aus Gründen der breit gestreuten individuellen Sensitivität gegen dieses Medikament notwendig, die individuelle Dosierung anhand der faßbaren zirkulatorischen Parameter und der klinischen Beobachtung zu titrieren. Dabei ist mit einer initialen Dosis von 1 mg/kg KG in aller Regel nicht mit negativen Auswirkungen auf die vitalen Funktionen zu rechnen, jedoch kann in Einzelfällen eine Erhöhung der Dosis besonders im Säuglingsalter bis über 2 mg/kg KG notwendig werden. Die Supplementierung mit Benzodiazepinen ist dabei aus angeführten Gründen unumgänglich.

Besonders zum Ende des Säuglingsalters können die venösen Gefäße derart versteckt im subkutanen Fettgewebe liegen, daß mehrmalige frustrane Punktionsversuche für die Kinder eine Qual darstellen können. Für diese Fälle bietet sich die orale oder rektale Narkoseeinleitung mit Ketamin durchaus an. Als nachteilig ist in beiden Fällen zu berücksichtigen, daß der Wirkungseintritt nicht vor Ablauf von 20 min nach der Gabe zu erwarten ist. Das Wirkungsoptimum kann dabei individuell erheblich streuen und erst sehr viel später eine akzeptable schonende Weiterführung der Narkose mit intravenöser Kanülierung oder mit Maske und/oder Intubation zulassen. Dies bedeutet einen erheblichen organisatorischen Aufwand im täglichen Betrieb und natürlich eine besonders sorgfältige Beobachtung des Kindes. Dies gilt aber grundsätzlich für jede orale oder rektale Zufuhr eines Medikamentes zur Narkoseeinleitung. Wenn wir unsere eigene Forderung ernst nehmen, daß die Interessen des Kindes, d. h. eine psychisch schonende Behandlung Vorrang hat vor der Ungeduld des Chirurgen, dann ist die orale oder rektale Gabe von Ketamin zur Narkoseeinleitung in einzelnen Fällen durchaus indiziert. Auf das supplementäre Benzodiazepin ist auch in diesen Fällen nicht zu verzichten.

Interaktionen zwischen Ketamin und anderen Narkotika oder Analgetika, welche die Verwendung von Ketamin zur Narkoseeinleitung bei Kleinkindern beeinträchtigen könnten, sind bisher nicht bekannt. Seine hohe analgetische Potenz hat dem Ketamin daher einen sicheren Platz im Bereich der Narkoseeinleitung bei Säuglingen und Kleinkindern verschafft.

Literatur

1. Altemeyer KH, Fösel T, Breucking E, Ahnefeld FW (1984) Narkose im Kindesalter. Willy Rüsch AG, Kernen – Stuttgart, S 57
2. Breitkopf L (1988) Zur Evaluation der Prämedikation aus medizinpsychologischer Sicht. In: Kretz FJ, Eyrich K (Hrsg) Kinderanästhesie. Springer, Berlin Heidelberg New York Tokyo, S. 40–43
3. Breitkopf L, Büttner W (1984) Korrelationen zwischen Narkose- und Operationsängsten von Vorschulkindern und den Ängsten ihrer Mütter. Arbeitskreis „Narkose und Operationsängste" in der Gesellschaft für Medizinische Psychologie, Heidelberg
4. Breitkopf L, Büttner W (1986) Die Effekte früherer Operationen auf Narkose- und Operationsängste bei Kleinkindern. Anaesthesist 35:30–35
5. Büttner W (1982) Grundlagen der Verwendung von Ketamin in der Prämedikation von Säuglingen und Kleinkindern. 3. Internationales Symposium über Anästhesie-, Reanimations und Intensivbehandlungsprobleme, 06. 02.–13.02, Zürs
6. Büttner W (1988) Kritische Fragen zur Prämedikation bei Kindern. In: Kretz FJ, Eyrich K (Hrsg) Kinderanästhesie. Springer, Berlin Heidelberg New York Tokyo, S 44–50
7. Büttner W, Breitkopf L (1984) Welche Beziehungen gibt es zwischen den Ängsten von Müttern und dem Angstverhalten von Kleinkindern vor der Prämedikation? Anaesthesist 33:450
8. Büttner W, Schlosser G (1983) Sicherheitsrisiken bei der Prämedikation von Kindern mit Ketamin. Anaesthesiol Intensivmed 157:136–140
9. Büttner W, Breitkopf L, Czorny-Rütten M (1986) Which infants really need premedication? Annual Scientific Meeting, Association of Pediatric Anaesthetists of Great Britain and Ireland, Sheffield, 21.–22. 03.
10. Clements JA, Nimmo WS (1981) Pharmacokinetics and analgesic effect of ketamine in man. Br J Anaesth 53:27–30
11. Cohen ML, Chan SL, Bhargava HN (1974) Inhibition of brain acetylcholinesterase by ketamine. Biochem Pharmacol 23:1647–1652
12. Czorny-Rütten M, Büttner W, Finke W (1986) Rektale Gabe von Midazolam als Adjuvans zur Prämedikation von Kleinkindern. Anaesthesist 35:197–202
13. Grant IS, Nimmo WS, Clements JA (1981) Pharmacocinetics and analgesic effect of i.m. and oral ketamine. Br J Anaesth 53:805–810
14. Grant IS, Nimmo WS, McNicol VR, Clements JA (1983) Ketamine disposition in children and adults. Br J Anaesth 55:1107–1111
15. Hamza J, Ecoffey C, Gross IB (1984) Ventilatory response to CO_2 following intravenous ketamine in children. Anesthesiology 70:422–425
16. Idwall J, Holasek J, Sternberg P (1983) Rectal ketamine for induction of anaesthesia in children. Anaesthesia 38:60–64
17. Lockhart CH, Nelson WL (1974) The relationship of ketamine requirement to age in pediatric patients. Anesthesiology 40:507–518
18. Meyers EF, Charles P (1978) Prolonged adverse reactions to ketamine in children. Anesthesiology 49:39–40
19. St Maurice C, Laguenie G, Couturier C (1979) Rectal ketamine in pediatric anaesthesia. Br J Anaesth 51:573–574
20. Takki S, Nicki P, Jäätelä A, Tammisto T (1972) Ketamine and plasma catecholamines. Br J Anaesth 44:1318
21. Traber DL, Wilson RD, Priano LL (1970) Blockade of the hypertensive response to ketamine. Anaesth Analg Current Res 49:420
22. Traber DL, Wilson RD, Priano LL (1971) The effect of alpha-adrenergic blockade on the cardiopulmonary response to ketamine. Anaesth Analg Current Res 50:737
23. White PF, Way HJ (1980) Pharmacology of ketamine isomers in surgical patients. Anesthesiology 52:231–239
24. White PF, Marietta MP, Pudwill CR (1976) Biodisposition of ketamine in rat: self-induction of metabolism. J Pharmacol Exp Ther 196:545–555
25. White PF, Way WL, Trevor AJ (1982) Ketamine – its pharmacology and therapeutic uses. Anesthesiology 56:119–136

Ruhigstellung von Neugeborenen, Säuglingen und Kleinkindern bei CT- und NMR-Untersuchungen

M. Abel

Junge pädiatrische Patienten benötigen zur motorischen Ruhigstellung während computertomographischen (CT) – oder „nuclear magnetic resonance" (NMR)-Untersuchungen eine spezielle Medikation. Die damit verbundenen Aufgaben lassen sich wie folgt beschreiben [1, 3, 6, 11]:

- Risikoabschätzung, Elternaufklärung und Transportorganisation,
- gute motorische Ruhigstellung und adäquate Überwachung während des CT-/ NMR-Untersuchungsgangs
- Rücktransport und Festlegung der Nachbetreuungsmodalitäten.

Pharmakokinetische Untersuchungen zur Ermittlung standardisierter Medikationsempfehlungen für CT- und NMR-Ruhigstellungen pädiatrischer Risikopatienten liegen bisher nicht vor [2]. Verschiedene in der Literatur angegebene Dosierungsemp-

Tabelle 1. Verfahren und Medikationen zur CT- NMR-Ruhigstellung von pädiatrischen Patienten. (Nach [1, 3, 6–9, 11, 12])

1) *Verfahren ohne primäre Intubation* (überwiegend für CT-Untersuchungen):

Chloralhydrat	Rektiole 50 mg/kg KG 30–50 mg/kg KG oral 75–120 min
Diazepam	0,1–0,2 mg/kg KG oral 60 min 0,4/kg KG (max. 12 mg) i.v. 5–10 min
Fentanyl	0,002–0,004 mg/kg KG i.m. 46–60 min
Morphinsulfat	0,3–0,6 mg/kg KG i.m.
Pentobarbital	Supp. 10 mg/kg KG 2–6 mg/kg KG i.m. 60 min 2 (– max. 6) mg/kg KG i.v. 15–10 min
Pethidin comp.	0,06–0,1 ml/kg KG i.m.
Promazin	3,4–7,0 mg/kg KG oral 45–105 min 1,8–4,1 mg/kg KG i.m. 30–60 min
Thiopental	20–30 mg/kg KG rektal 5–10 min 0,5–2 mg/kg KG i.v. 2–3 min

2) *Intubationsnarkosen* (überwiegend für NMR-Untersuchungen):

Prämedikation (Atropin, Promazin, Pethidin), Einleitung (Thipental, Succinylcholin) und Narkoseweiterführung mittels N_2O-O_2-Halothan bzw. -Isofluran

fehlungen orientieren sich an klinischen Erfahrungsdaten (Tabelle 1) und sind mit erheblichen Risiken und Komplikationsraten behaftet. So betrug bei 106 pädiatrischen CT-Patienten die prämedikationsbedingte Rate lokaler und systemischer Komplikationen 13% [8].

In Zukunft ist mit einer weiteren Zunahme dieser Verfahren, insbesondere von NMR-Untersuchungen, bei jungen pädiatrischen Risikopatienten zu rechnen. Es sollen daher eigene Erfahrungen zu dieser Thematik berichtet werden.

Patientengut, Erfahrungen und Ergebnisse

Eigene Erfahrungen betreffen 196 Ruhigstellungen von pädiatrischen Patienten für CT- bzw. NMR-Untersuchungen (Alter: 12 Tage bis 4,8 Jahre). Es handelte sich um primär kardiorespiratorisch stabile Kinder (36 der Patienten waren ehemals frühgeborene Säuglinge). Zur Anwendung gelangten Promazin oder Midazolam allein bzw. Diazepam in Kombination mit Ketamin.

Bei der retrospektiven Auswertung ließen sich folgende Daten und Ergebnisse ermitteln:

Promazingruppe

146 Patienten; Alter 3 Wochen bis 18 Monate;
Mittelwert 10 Monate;
darunter 20 ehemals frühgeborene Säuglinge.

- 57 orale Medikationen von 3,4–7,0 mg/kg KG
  45–105 min vor Untersuchungsbeginn gegeben; durchschnittliche Dosierung:
  5,2 mg/kg KG,
  90 min vor Untersuchungsbeginn;
- 89 i.m.-Medikationen mit 1,8–4,1 mg/kg KG
  30–60 min vor Untersuchungsbeginn gegeben; durchschnittliche Dosierung:
  2,3 mg/kg KG,
  45 min vor Untersuchungsbeginn;

Ergebnisse: 132 erfolgreiche CT-Ruhigstellungen,
                 7 primäre Nachdosierungen,
                 2 systemische Reaktionen,
                 5 lokale Hautreaktionen.

Midazolamgruppe

9 Patienten; Alter 12 Tage bis 2 Jahre;
Mittelwert: 8 Monate

Es handelte sich um 3 NMR- und 6 CT-Untersuchungen. Die Patienten erhielten 0,1–0,25 mg i.m. 30–55 min vor Untersuchungsbeginn; durchschnittliche Dosierung: 0,15 mg/kg KG i.m. 45 min vor Untersuchungsbeginn.

Ergebnisse: 4 erfolgreiche CT-/NMR-Ruhigstellungen,
                       2 primäre Nachdosierungen,
                       3 systemische Reaktionen (Singultus und Erbrechen).

Diazepam-Ketamin-Gruppe

41 Patienten; Alter 8 Wochen bis 4,8 Jahre;
Mittelwert: 14 Monate;
darunter 16 ehemals frühgeborene Säuglinge

Es handelte sich um 37 NMR- und 4 CT-Untersuchungen. Bei 11 Patienten wurden nach 2–10 mg Diazepam rektal noch 5 mg/kg KG Ketamin i.m. 60 + 15 min vor Untersuchungsbeginn gegeben. Dreißig Kinder erhielten 2–10 mg Diazepam rektal 60 ± 15 min und 2 mg/kg KG Ketamin i.v. unmittelbar vor Untersuchungsbeginn.

Ergebnisse: 37 erfolgreiche CT-/NMR-Ruhigstellungen,
                        4 sekundäre Nachdosierungen.

Als Rahmenbedingungen für alle obigen Verfahren sind zu nennen:
– Aufklärungsgespräch mit den Eltern,
– schriftliche Einwilligung der Eltern,
– 4- bis 6stündige Flüssigkeits- bzw. Nahrungskarenz bei Stillkindern, älteren
  Säuglingen und Kleinkindern,
– Anlegen eines i.v.-Zugangs spätestens vor Beginn der CT-/NMR-Untersuchung.

Als Überwachungstechniken wurden situationsangepaßt eingesetzt:
– Stethoskop- und RR-Überwachung (amagnetische Gerätschaften!),
– Prismenspiegel- und TV-Überwachungssysteme,
– abgeschirmte EKG-Ableitungen,
– Pulsoximetrie,

Diskussion

In den letzten Jahren wurden Anästhesisten zunehmend für die Betreuung pädiatrischer Patienten während CT- und NMR-Untersuchungen eingesetzt [7, 10, 11]. In der klinischen Praxis ist dabei zwischen konsiliarischen Beratungen, Stand-by-Situationen und eigenverantwortlich durchgeführten Sedierungs- bzw. Anästhesieverfahren zu unterscheiden. Die vorliegende Auswertung erfaßte die beiden letztgenannten Modalitäten und beschränkte sich auf die Erfassung von Patienten mit primär suffizienter Spontanatmung. Als Kriterium für einen erfolgreichen CT-/NMR-Untersuchungsgang galt eine nebenwirkungs- und komplikationsfrei erzielte gute CT-/NMR-Bildqualität.

   Als Ursache für sog. Nachdosierungen sind eine primär unzureichende motorische Ruhigstellung (primäre Nachdosierungen), Unregelmäßigkeiten im zeitlichorganisatorischen CT- oder NMR-Ablauf und überlange Untersuchungsdauern durch Programmerweiterungen (sekundäre Nachdosierungen) zu nennen.

Bei Neugeborenen und Säuglingen erbrachten Sedierungen mit Promazin und Midazolam gute Ruhigstellungsergebnisse für CT- und einzelne NMR-Verfahren [1]. Als systemische Reaktionen wurden bei der Auswertung je ein Fall von intensivtherapiebedürftigen Früh- und Spätapnöen bei ehemals frühgeborenen Säuglingen erfaßt [1, 7].

Wiederholt kam es nach Promazininjektionen zu schweren Hautläsionen oder vegetativen Begleitreaktionen.

Für ältere CT-Patienten und insbesondere für NMR-Untersuchungen wurden Diazepam-Ketamin-Kombinationen in verschiedenen Applikationsformen und Dosierungen bevorzugt [2, 5, 10]. Mit den gewählten Dosierungen waren sehr gute Ruhigstellungsergebnisse ohne Komplikationen zu erzielen. Verschiedene pharmakaspezifische Nebenwirkungen (wie Puls- sowie Blutdruckanstiege und eine mäßiggradige Hypersalivation) kamen ohne konsekutive Komplikationen häufig vor. Die angewandten Diazepam-Ketamin-Dosierungen lassen sich durch Mittelwertbildungen auf 2 verschiedene Dosierungsempfehlungen vereinfachen (nach [3]):

Schema 1:   2–10 mg Diazepam Rektiole und 5–7 mg/Ketamin/kg KG i.m. 60 min vor Untersuchungsbeginn

Schema 2:   2–10 mg Diazepam Rektiole 60 min vor Untersuchungsbeginn und 2 mg Ketamin/kg KG i.v. unmittelbar vor der Untersuchung

Besonders für ehemals frühgeborene Säuglinge erwies sich die beschriebene Diazepam-Ketamin-Medikation als vorteilhaft, da sie zu keinen wesentlichen respiratorischen oder kardiozirkulatorische Funktionsminderungen führte [2, 3, 5, 9].

Abschließend ist zu betonen, daß bei ateminsuffizienten CT- oder NMR-Patienten andere Ruhigstellungsverfahren mit patientennahen Beatmungs- und Überwachungssystemen eingesetzt werden müssen [8, 11].

Literatur

1. Abel M (1985) Prämedikation und Risiken bei Computertomographien im Neugeborenen- und Säuglingsalter. Radiologe 25:599
2. Abel M (1987) Atemstillstand eines Neugeborenen nach wiederholter Sedierung zur Computertomographie. Klin Pädiatr 199:52
3. Abel M, Friedburg H (1987) Medikation und Überwachung junger pädiatrischer Patienten bei NMR- (nuclear magnetic resonance-) Untersuchungen. Anaesthesist 36:137
4. Hamza J, Ecoffey CL, Gross JB (1989) Ventilatory response to CO_2 following intravenous ketamin in children. Anesthesiology 70:422
5. Hershenson M, Brouillette RT, Olsen E, Hunt CR (1984) The effect of chloralhydrate on genioglossus and diaphragmatic activity. Pediatr Res 18:516
6. Hipp R, Nusser H, Eisler K, Tempel G (1986) In: Bergmann H, Kramar H, Steinbereithner K (Hrsg) Anästhesiologische Probleme in der Kernspintomographie. Beitr Anaesthesiol Intensivther 17:373
7. Gutenberger K-H (1984) Kernspintomographie (KST) in der Pädiatrie. Pädiatrie Pädologie 19:1

8. Mitchell AA, Louik C, Lacouture B, Slone D, Goldman P, Shapiro S (1982) Risiken für Kinder durch Prämedikation vor Computertomographien. JAMA-D 1:877
9. Prien T, Miele B, Bongartz G, Wendt W (1989) Magnetresonanztomographie: ein patientennahes System für Beatmung und Überwachung. Anaesthesist 38:323
10. Roth JL, Nugent M, Gray JE, Julrud PR, Berquist H, Sill JC, Kispert DB (1985) Patient monitoring during magnetic resonance imaging. Anesthesiology 62:80
11. Schäffer J, Panning B, Heymann-Schramm S, Heintz P, Piepenbrock S (1989) Grenzen der anästhesiologischen und intensivmedizinischen Betreuung bei der Kernspintomographie. Anästhesiol Intensivther 30:40
12. Smith DS, Askey P, Young ML, Kressel HY (1986) Anesthetic management of acutely ill patients during magnetic resonance imaging. Anesthesiology 65:710

Das pharmakokinetische Prinzip
der computergesteuerten Tranquanalgesie (CTA)

J. Braune, H. Kreuscher, M. D. Lechner

Einleitung

Die intravenöse Anästhesie durch kombinierte Injektion von Ketamin mit einem Benzodiazepin wird vorwiegend für Kurzeingriffe angewandt. Beide Pharmaka werden häufig als wiederholte Bolusgaben appliziert. Diesem als Ataranalgesie bezeichneten Verfahren [5] steht die Tranquanalgesie [3, 4] gegenüber. Sie beruht auf der Infusion einer Mischung von 250 mg Ketamin und 30 mg Midazolam in 500 ml 0,9%iger NaCl-Lösung [6]. Zur Einleitung der Anästhesie werden bei maximaler Tropfgeschwindigkeit 2 ml/kg KG der Tranquanalgesielösung infundiert. Die Dosis zur Unterhaltung der Anästhesie beträgt 3–4 ml/min. Die Maximaldosis von 500 ml sollte nicht überschritten werden, da die Aufwachphase sonst erheblich verlängert

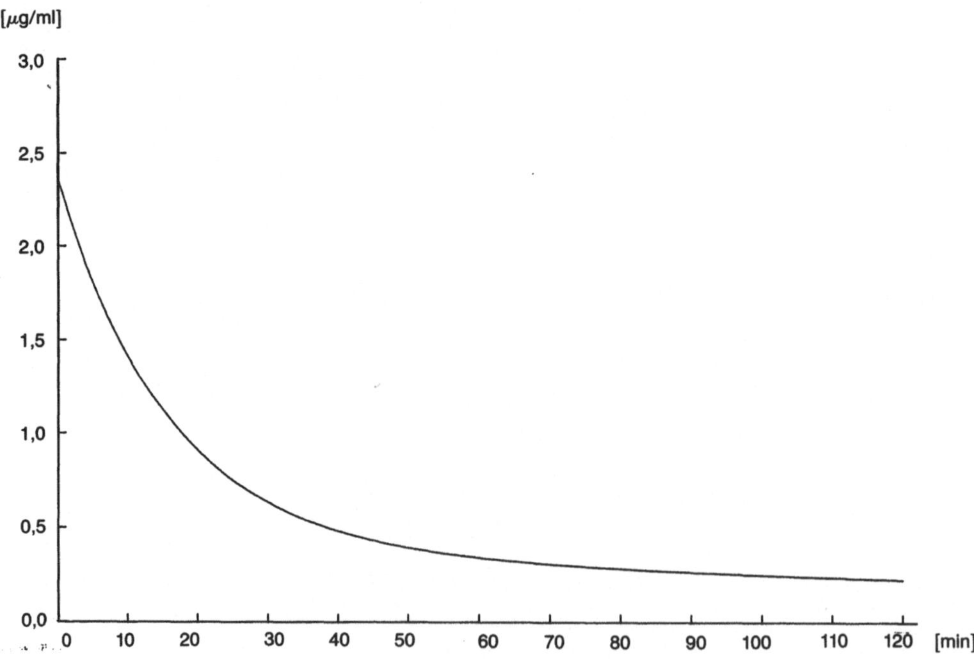

Abb. 1. Serumkonzentration von Ketanest nach schneller i.v.-Injektion Dosis D = 2,5 mg/kg KG $[C_p = 1,97 \exp(-0,0632\,t) + 0,39 \exp(-0,004576\,t)]$. (Nach [10])

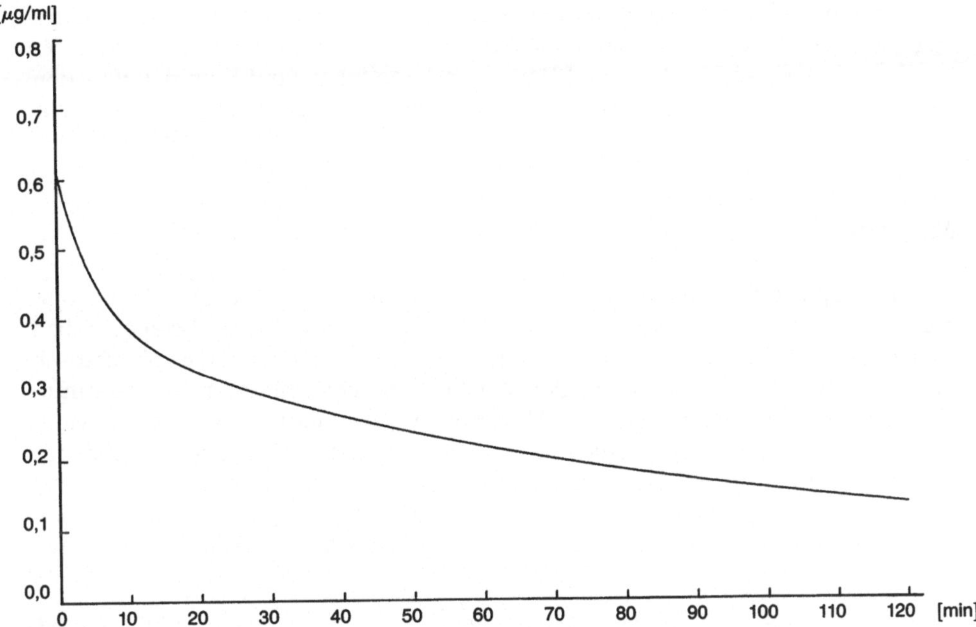

Abb. 2. Serumkonzentration von Midazolam nach schneller i.v.-Injektion Dosis D = 0,18 mg/ kg KG [C_p(µg/ml) = 0,215 exp (−0,191 t) + 0,222 exp (−0,0168 t) + 0,174 exp (−0,00418 t)]. (Nach [2])

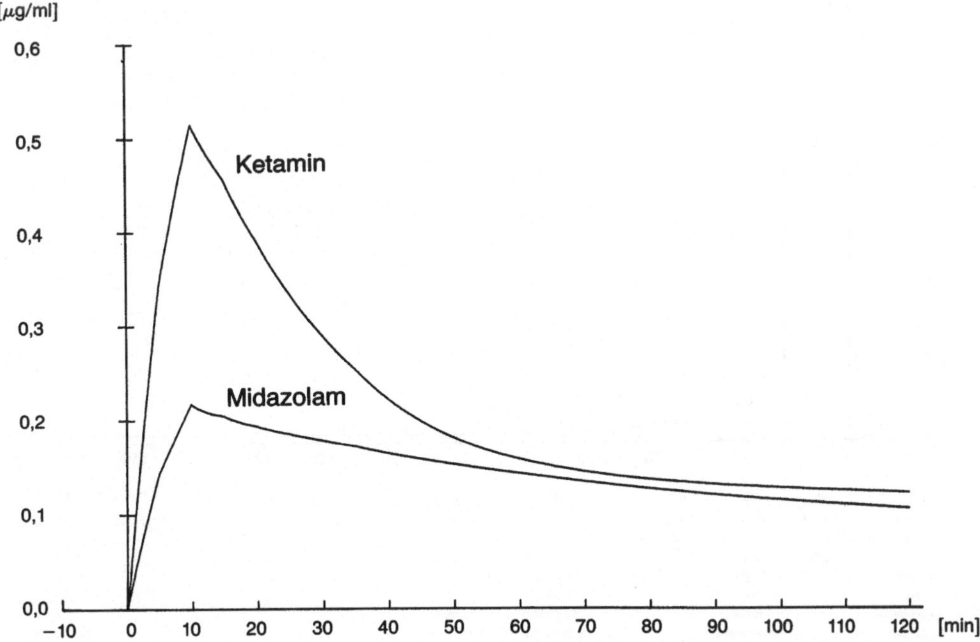

Abb. 3. Serumkonzentration von Ketanest und Midazolam nach computergesteuerter Dauerinfusion; gerechnete Kurven aus pharmakokinetischen Parametern

ist. Deshalb erwies sich dieses Verfahren unter Anwendung der Dosierungsrichtlinien für Kurznarkosen für Langzeitanästhesien als ungeeignet. Unter Beachtung der für Ketamin [10] und Midazolam [2] gültigen Verteilungs- und Eliminationszeiten wurden Volumen-Zeit-Profile errechnet, die auch bei Langzeitnarkosen einen sehr geringen Gesamtverbrauch der beiden Pharmaka erwarten ließen (Abb. 1–3).

Methodik

Die Infusion der Ketamin-Midazolam-Lösung erfolgte, um die angestrebten Volumen-Zeit-Profile zu erreichen, mit dem von Stoffregen entwickelten therapeutischen System „Codic", bei dem der Codic-Computer das Steuergerät für eine volumetrisch arbeitende Infusionspumpe ist [9]. Der Codic-Computer ist mit einem Standardinfusionsprofil in Form einer Exponentialfunktion programmiert, das auf den individuellen Patientendaten Körpergewicht, Körpergröße und dem sich daraus ergebenden „R"-Faktor als Variable für das harmonische oder disharmonische Verhältnis der beiden patientenspezifischen Größen basiert. Bei der Programmierung unseres eigenen Infusionsprofils diente das Standardprofil als Matrix. Damit die aus den

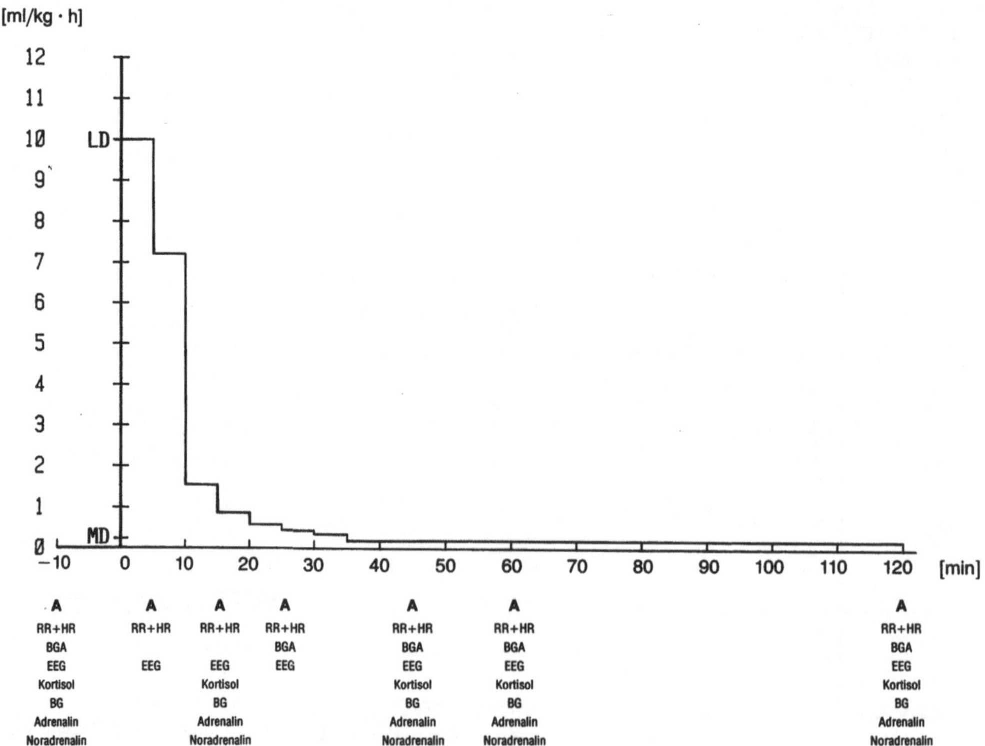

Abb. 4. Computergesteuertes Infusionsprofil für 30 mg Midazolam und 250 mg Ketanest in 500 ml Lösung; *LD* „loading dose" = 10 ml/kg KG/h, *MD* „Maintenance dose" = 0,2 ml/kg KG/h

pharmakokinetischen Parametern von Ketamin und Midazolam rechnerisch ermittelten analgetisch bzw. hypnotisch wirkenden Serumkonzentrationen und die angestrebten Volumen-Zeit-Profile erreicht wurden, mußten initial 10 ml/kg KG/h der Ketamin-Midazolam-Lösung über 5 min infundiert werden. Danach erfolgte über 30 min eine Reduktion des Infusionsflows. Wie Abb. 4 zeigt, mußten 35 min nach Infusionsbeginn nur noch 0.2 ml/kg KG/h zur Aufrechterhaltung des Wirkspiegels der beiden Pharmaka infundiert werden.

Die Eignung des Verfahrens wurde an einem Patientenkollektiv von 20 Patienten, 11 weiblichen und 9 männlichen, untersucht, bei den allgemein- bzw. unfallchirurgische und gynäkologische Eingriffe von mindestens 2 h Dauer vorgesehen waren. Das Alter der Patienten lag zwischen 20 und 70 Jahren, der Mittelwert betrug 50,6 Jahre. Patienten mit bekanntem Medikamenten- und Alkoholabusus, Hypertonie und Übergewicht von mehr als 10% des Normgewichts wurden von der Untersuchung ausgeschlossen. Um eine Selektion zu vermeiden, wurden die in die Studie aufgenommen Patienten unter den für die Untersuchung in Frage kommenden Patienten ausgelost.

Alle Patienten wurden mit Midazolam/Atropin i.m. prämediziert. Nach Einleitung der Anästhesie mit 0,2 mg Hypnomidate/kg KG wurden die Patienten relaxiert und nach erfolgter Intubation mit einem Sauerstoff-Lachgas-Gemisch im Verhältnis 1:3 kontrolliert beatmet. Unmittelbar nach der Injektion des Einleitungshypnotikums wurde mit der Infusion der Ketamin-Midazolam-Lösung begonnen.

Zehn Minuten vor sowie 6, 15, 25, 45, 60 und 120 min nach Anästhesiebeginn wurden folgende Meßwerte erhoben: Herzfrequenz, Blutdruck, Blutgasanalyse, Blutglukose, Kortisol-, Adrenalin-, Noradrenalin-, Ketamin-, und Midazolamkonzentration im Serum. Das EEG wurde mittels Lifescan-EEG-Monitor analysiert und in Frequenzbänder verteilt.

Von allen Meßwerten wurden die Interquartilsabstände berechnet. Mit dem t-Test wurden die Abweichungen der Mittelwerte voneinander auf ihre Signifikanz überprüft.

Ergebnisse

- Die gemessenen Serumkonzentrationen von Ketamin und Midazolam liegen auf den errechneten Konzentrationskurven (Abb. 5 und 6).
- Der mittlere arterielle Druck und die Herzfrequenz steigen nach den Anästhesieeinleitung signifikant an. Im weiteren Anästhesieverlauf treten jedoch keine relevanten Druck- bzw. Frequenzänderungen mehr auf. (Abb. 7 und 8).
- Der pH-Wert des arteriellen Blutes fällt nach der Narkoseeinleitung leicht, aber nicht signifikant ab. Es kommt zu einem signifikanten Anstieg des arteriellen Sauerstoffdrucks nach der Narkoseleitung und nachfolgender kontrollierter Beatmung mit einem N_2O_2-O_2-Gemisch im Verhältnis 3:1. Der arterielle CO_2-Druck ändert sich während des gesamten Narkoseverlaufes nicht signifikant (Abb. 9–11).
- Die Blutglukosewerte steigen bis zur 60. Minute nach Anästhesiebeginn signifikant an, zeigen dann aber bis zur 120. Minute keine relevanten Veränderungen mehr (Abb. 12).

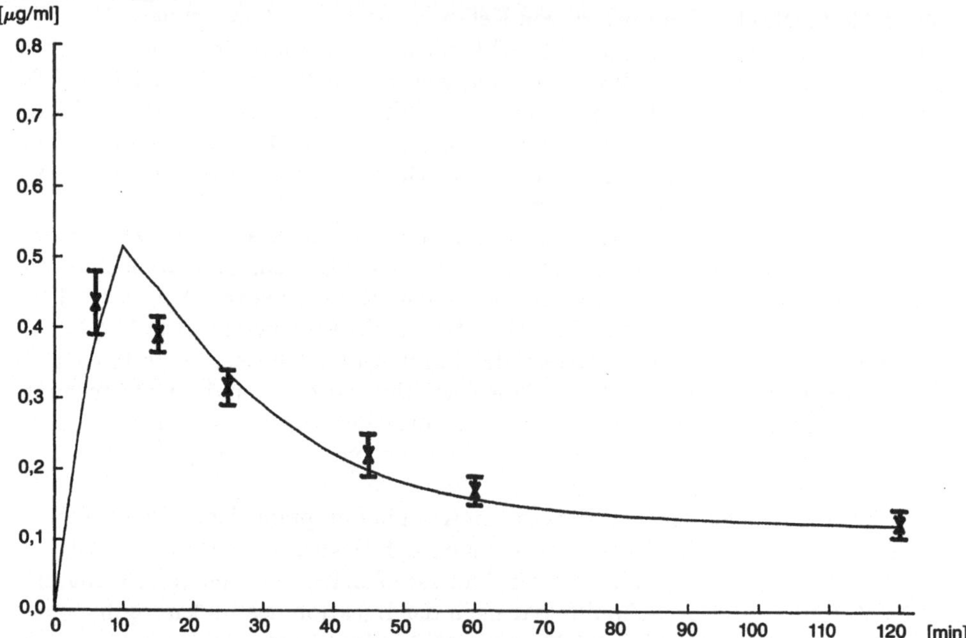

Abb. 5. Serumkonzentration von Ketanest nach computergesteuerter Dauerinfusion; ——— gerechnete Kurve aus pharmakokinetischen Parametern; $\mathbf{I}$ Mediane $\bar{x}$ und Interquartilsabstände I_{50} (n = 18)

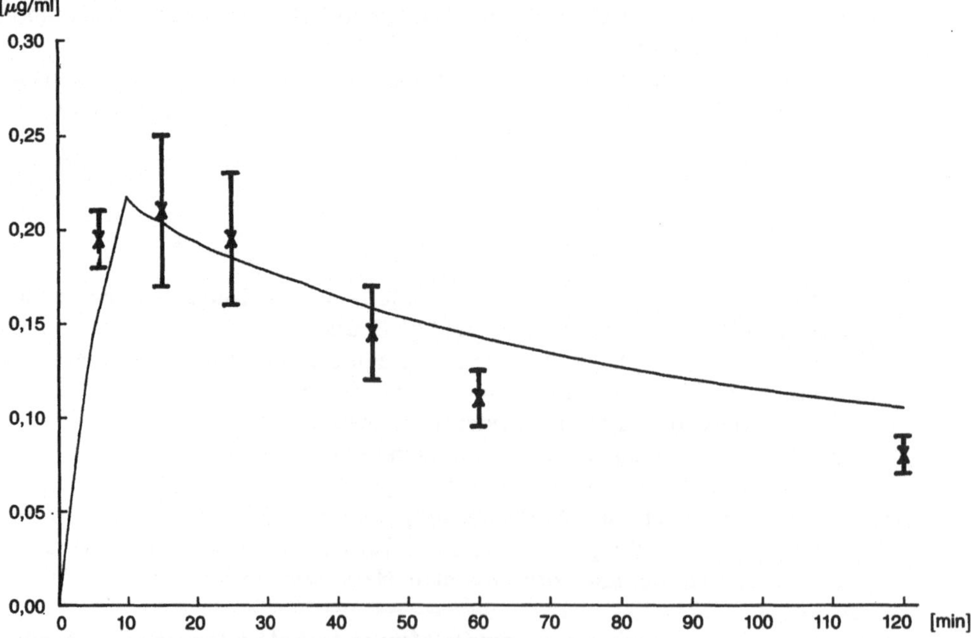

Abb. 6. Serumkonzentration von Midazolam nach computergesteuerter Dauerinfusion ——— gerechnete Werte aus pharmakokinetischen Parametern; $\mathbf{I}$ Mediane $\bar{x}$ und Interquartilabstände I_{50} (n = 18)

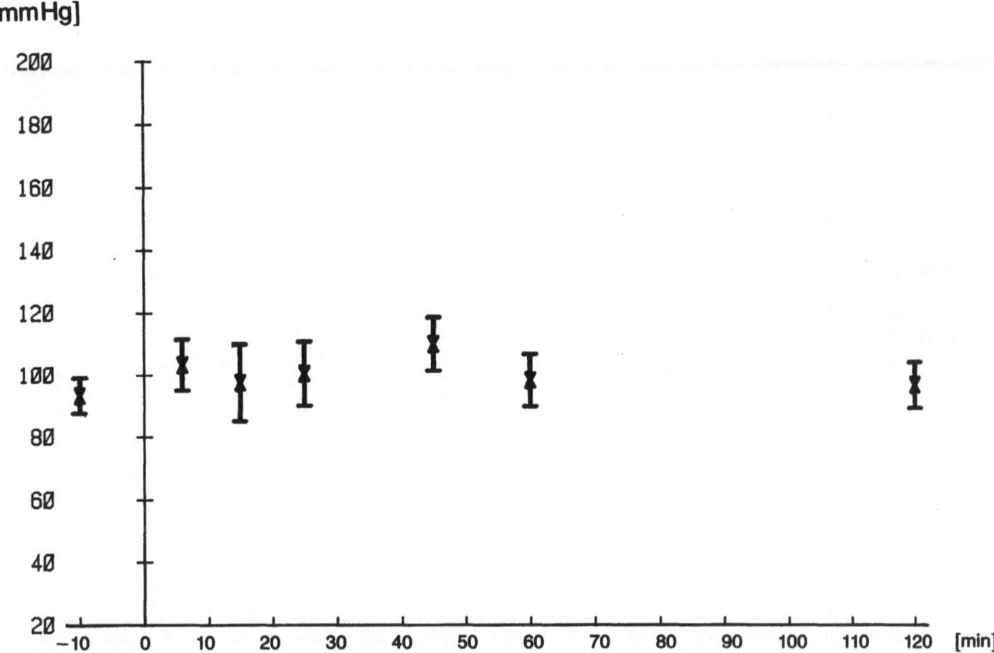

Abb. 7. Mittlerer arterieller Druck (MAP); $MAP = p_{diast} + (1/3)\,(p_{syst} - p_{diast})$. Mediane $\bar{x}$ und Interquartilsabstände I_{50} (n = 20)

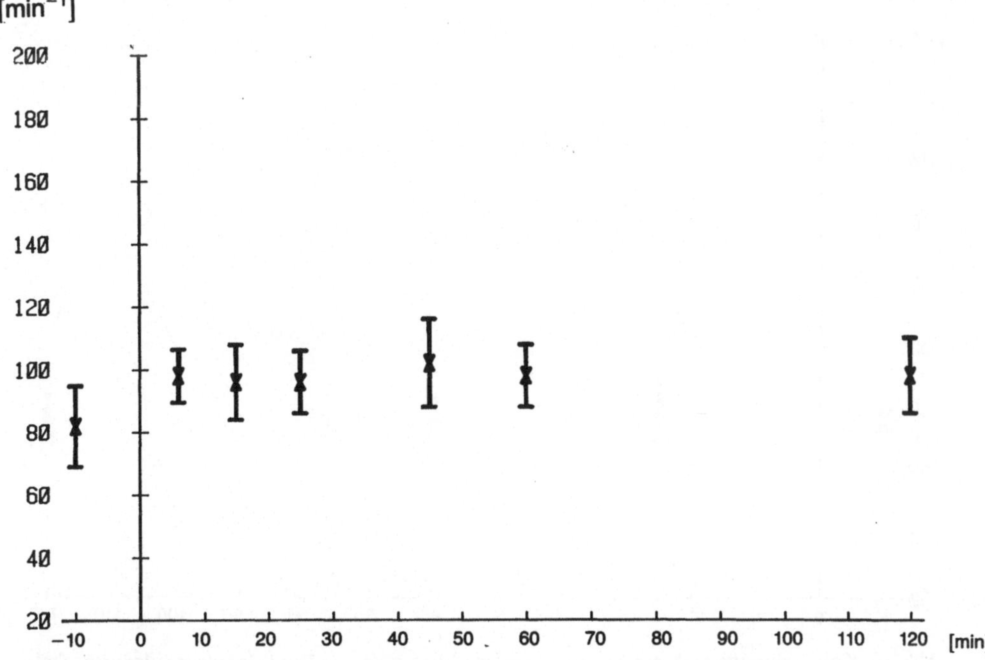

Abb. 8. Herzfrequenz (HR) Mediane $\bar{x}$ und Interquartilsabstände I_{50} (n = 20)

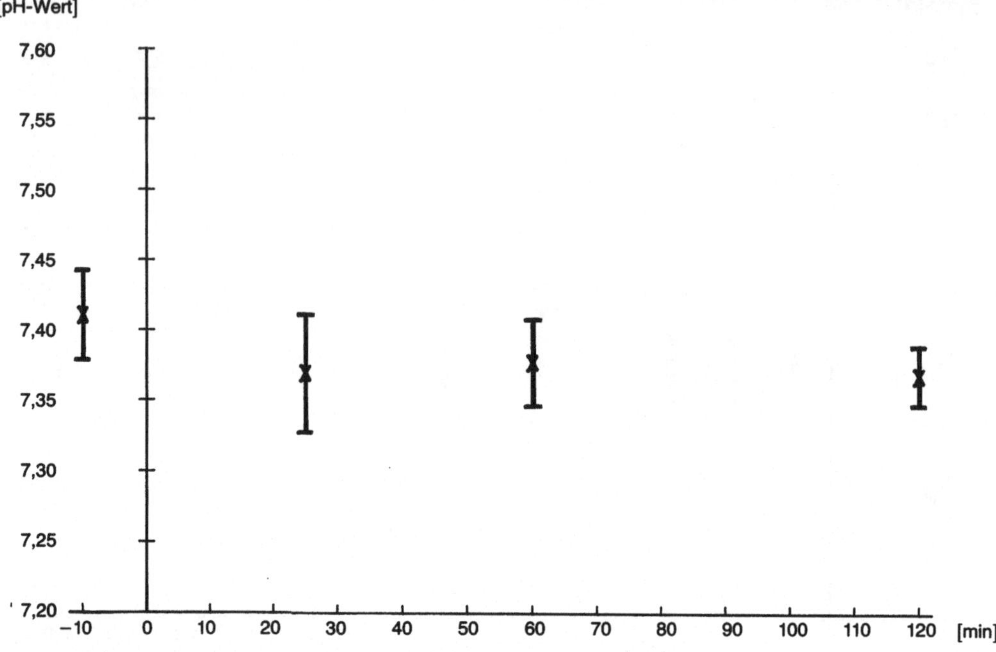

Abb. 9. pH-Wert im arteriellen Blut; Mediane x̄ und Interquartilsabstände I_{50} (n = 20)

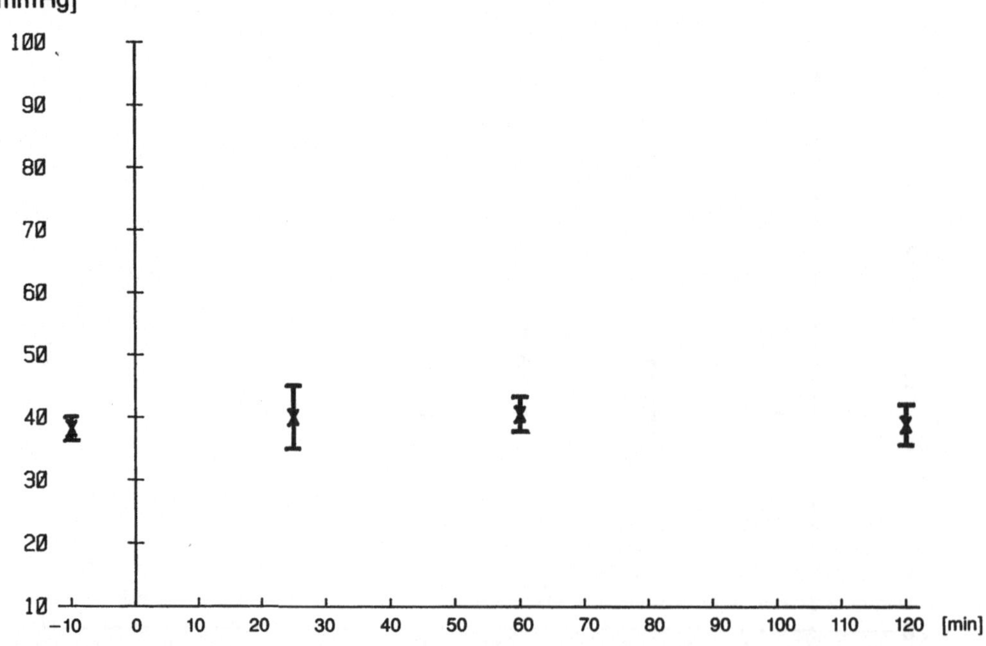

Abb. 10. Kohlendioxiddruck p_ACO_2 im arteriellen Blut; Mediane x̄ und Interquartilsabstände I_{50} (n = 20)

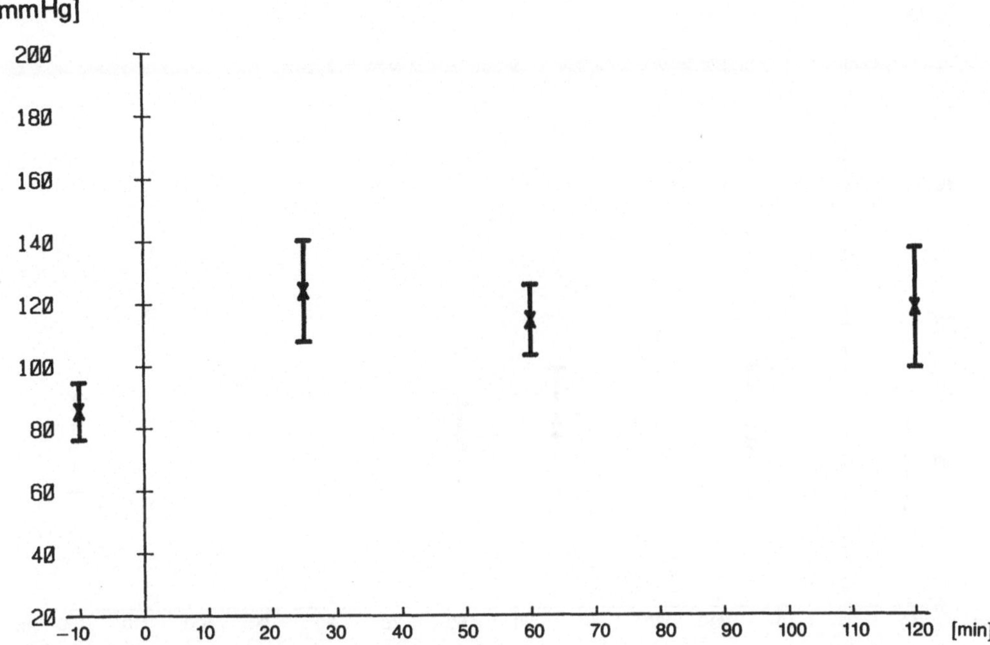

Abb. 11. Sauerstoffdruck p_ACO_2 im arteriellen Blut; Mediane $\bar{x}$ und Interquartilsabstände I_{50} (n = 20)

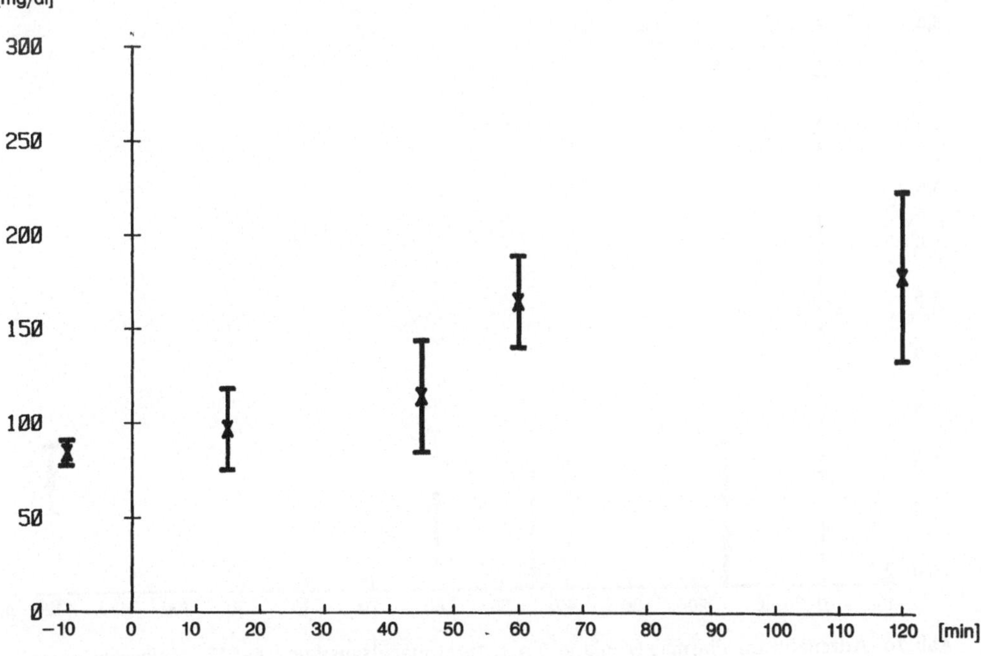

Abb. 12. Blutglukose; Mediane $\bar{x}$ und Interquartilsabstände I_{50} (n = 20)

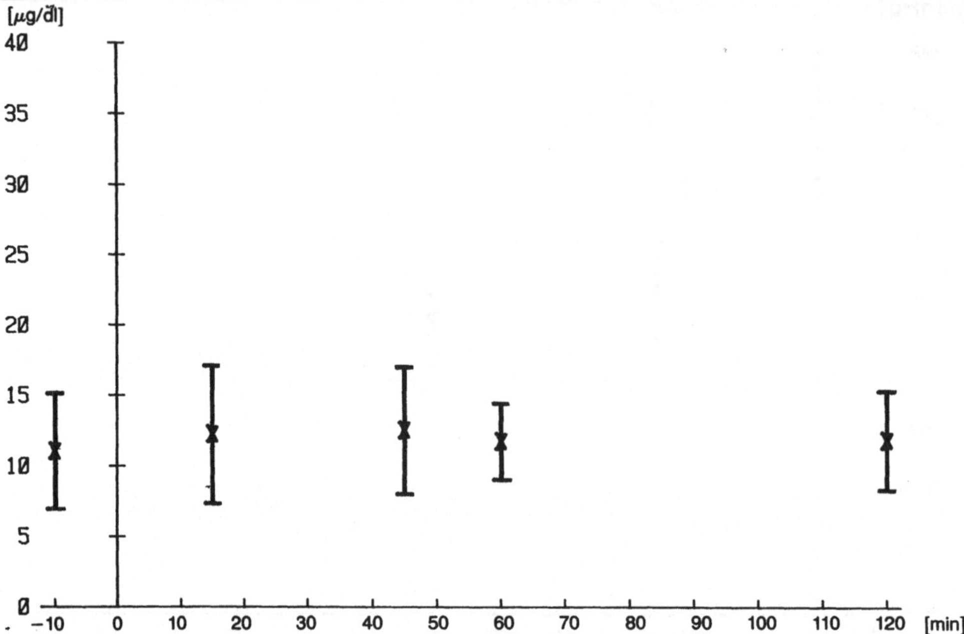

Abb. 13. Kortisol im Serum; Mediane x̄ und Interquartilsabstände I_{50}; Normalwerte; 5–25 µg/dl (n = 20)

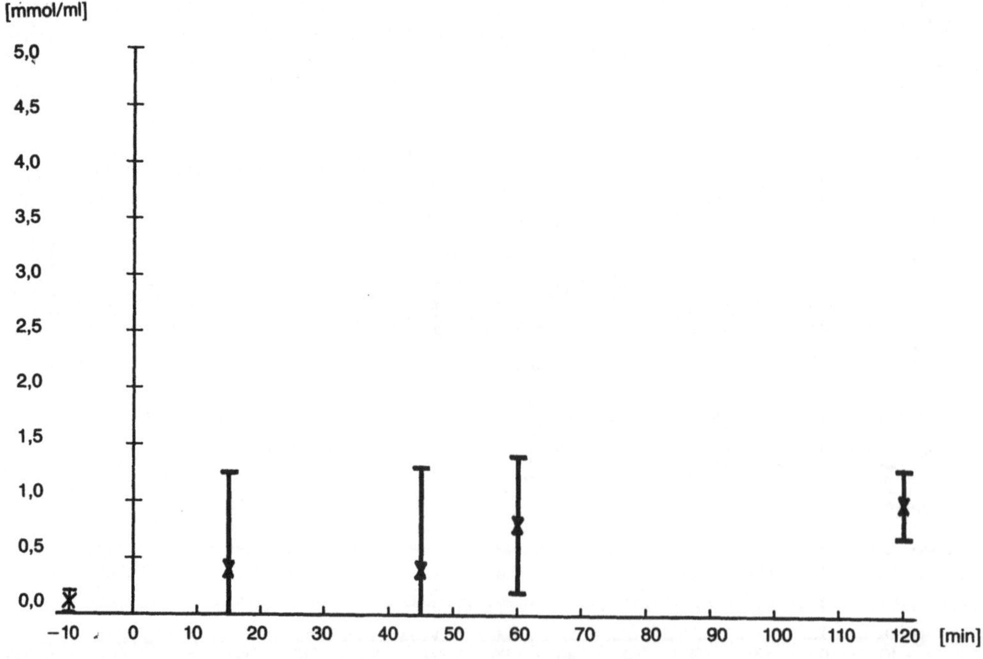

Abb. 14. Adrenalin im Plasma; Mediane x̄ und Interquartilsabstände I_{50}; Normalwerte: unter 0,27 mmol/ml (n = 20)

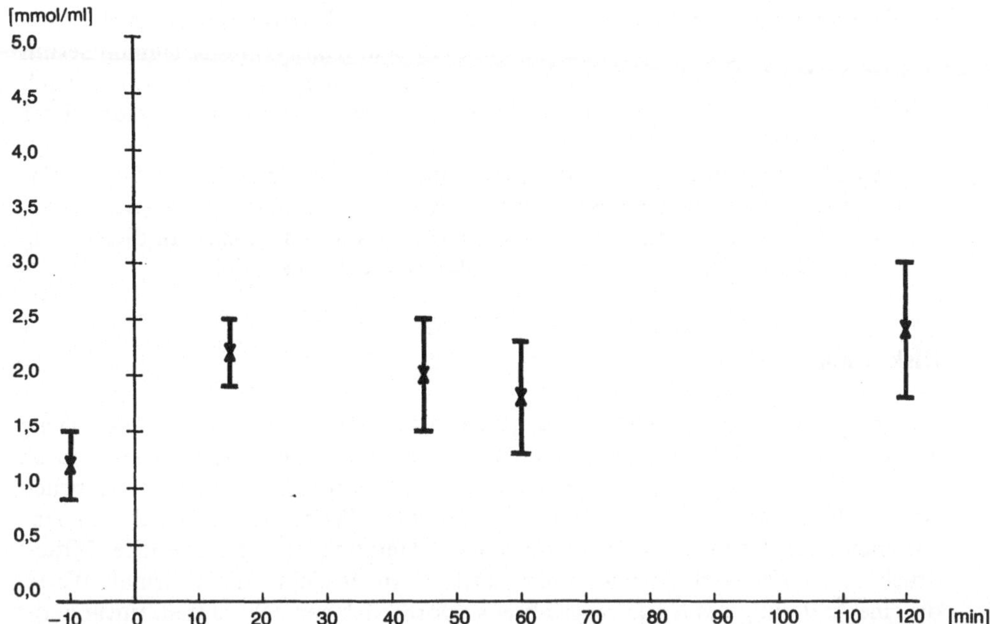

Abb. 15. Noradrenalin im Plasma; Mediane $\bar{x}$ und Interquartilsabstände I_{50}; Normalwerte: unter 1,5 mmol/ml (n = 20)

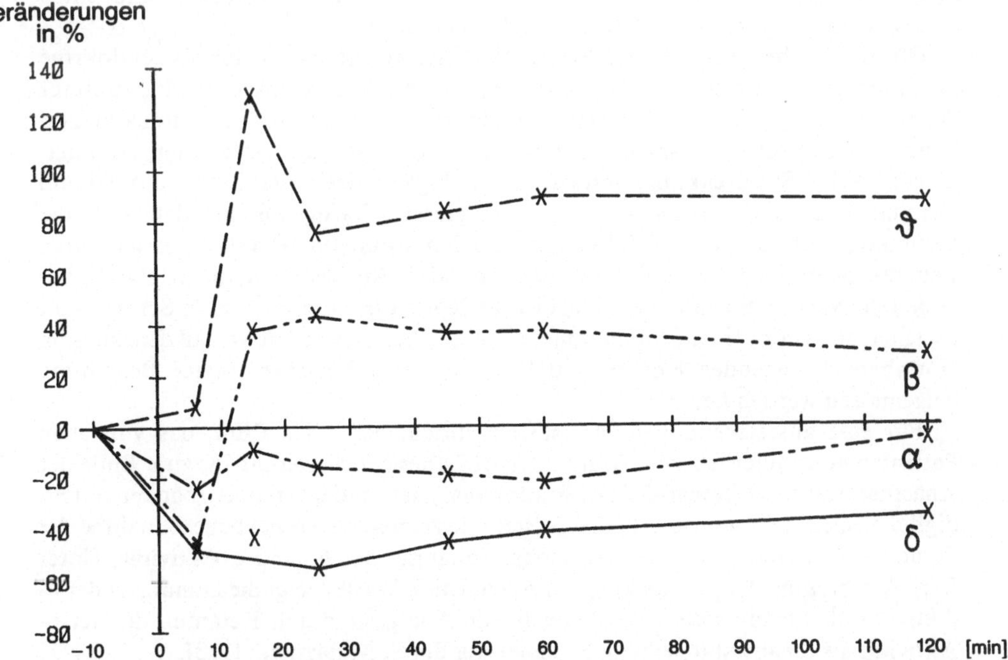

Abb. 16. Durchschnittliche prozentuale Veränderungen der registrierten EEG-Wellen pro Band und Analysezeitraum (300 s) während computergesteuerter Tranquanalgesie (CTA) (n = 19)

- Während die im Serum gemessenen Mittelwerte für Kortisol immer im Normbereich liegen, steigt die Konzentration von Adrenalin und Noradrenalin im Serum nach der Narkoseeinleitung mit einer Irrtumswahrscheinlichkeit von 5%. Danach treten jedoch keine signifikanten Änderungen der Serumkonzentration dieser beiden „Streßhormone" mehr auf (Abb. 13–15).
- Die EEG-Frequenzanalyse ergibt einen deutlichen Anstieg der ϑ- und β-Aktivität und einen Rückgang der elektrischen Aktivität im α- und δ-Bereich (Abb. 16).
- Zur Einleitung und Unterhaltung der Anästhesie wurden durchschnittlich 0,4 mg Ketamin/kg KG/h und 0,05 mg Midazolam/kg KG/h benötigt.

Diskussion

Der geringe durchschnittliche Verbrauch von 0,4 mg Ketamin/kg KG/h und 0,05 mg Midazolam/kg KG/h wirft die Frage auf, ob eine ausreichend tiefe Narkose durch die computergesteuerte Tranquanalgesie erreicht wurde. Die von uns erhobenen Befunde bestätigten eine ausreichende Narkosetiefe. Wohl stiegen die „klassischen" Parameter zur Bestimmung der Narkosetiefe – Herzfrequenz und arterieller Mitteldruck – nach der Narkoseeinleitung signifikant an, erreichten aber niemals Werte, die eine Änderung des Narkoseverfahrens erforderlich gemacht hätten. Intraoperativ waren die Kreislaufverhältnisse unabhängig von der Art des Eingriffs stabil, so daß keine signifikanten Änderungen der Herzfrequenz und des arteriellen Mitteldruckes mehr auftraten. Die stabilen Kreislaufverhältnisse bestätigten sich ebenfalls in den Blutgasanalysen, die den Beatmungsparametern entsprachen und einen ausgeglichenen Säure-Basen-Haushalt erkennen ließen.

Obwohl bis heute nicht eindeutig geklärt ist, welche Parameter als „endokrine Streßantwort" zu werten sind [1], sehen wir aufgrund des klinischen Bildes unserer Patienten im signifikanten Anstieg der Serumkonzentration von Adrenalin und Noradrenalin nach der Narkoseeinleitung unter der computergesteuerten Tranquanalgesie keine Streßreaktion, sondern die Fähigkeit des Organismus, auf Stimuli adäquat und nicht überschießend zu reagieren. Dafür spricht, daß sich die Serumkonzentrationen von Adrenalin und Noradrenalin während des gesamten weiteren operativen Verlaufs nach dem initialen Anstieg nicht mehr signifikant änderten. Nach v. Bormann et al. [1] ist die Kortisolkonzentration im Serum nicht geeignet, als „endokriner Streßparameter" angesehen zu werden, so daß dem stets im Normbereich liegenden Kortisolmittelwert in dieser Beziehung keine Bedeutung beigemessen werden kann.

Für eine ausreichend tiefe Anästhesie spricht auch das EEG, das von allen Patienten kontinuierlich vom Beginn der Anästhesievorbereitung bis zum Ende der Anästhesie mittels Lifescan-EEG-Monitor analysiert und in Frequenzbänder verteilt digital ausgedruckt wurde. Alle EEG-Befunde zeigten eine erhebliche Zunahme der ϑ- und β-Aktivität und eine erhebliche Abnahme der δ- und α-Aktivität. Unter Berücksichtigung der pharmakospezifischen EEG-Muster zeigt die Dominanz der ϑ-Aktivität als Steady state eine ausreichende Analgesie durch Ketamin, die der β-Aktivität als Steady state eine tiefe Sedierung durch Midazolam [7, 8].

Alle Patienten konnten durchschnittlich 7 min nach dem Abstellen der Ketamin-Midazolam-Infusion extubiert werden. Sie waren zum Zeitpunkt der Extubation alle wach, kooperativ und im Besitz der Schutzreflexe. Bei allen Patienten war der unmittelbare postoperative Verlauf unauffällig, und es traten bei keinem der Patienten Probleme auf, die auf das Anästhesieverfahren zurückgeführt werden konnten.

Literatur

1. Bormann B von, Sturm G, Kling D, Scheld HH, Boldt J, Hempelmann G (1985) Wertigkeit endokriner Streßparameter. Anaesthesist 34:280–286
2. Crevoisier C, Eckert H, Heizmann P, Thurneysen DJ, Ziegler WH (1981) Relation entre l'effet clinique et la pharmacocinétique du Midazolam après administration i.v. et i.m. Arzneimittelforsch 31(II):2211–2115
3. Kreuscher H (1977) Erfahrungen mit der Tranquanalgesie. In: Rügheimer E (Hrsg) Erlanger Anästhesieseminar. Medizin Media, Bubenreuth
4. Kreuscher H (1982) Fortschritte der Tranquanalgesie. In: Langrehr D (Hrsg) Ketanest und Benzodiazepin-Kombination in der Anästhesie. Perimed, Erlangen
5. Langrehr D, Agoston S, Sia R (1984) Ataranalgesie. A review. Acta Anaesth Belg 35:165–187
6. Lechner MD, Kreuscher H (1989) Physikalische Kompatibilität von Ketamin mit Diazepam und Midazolam in Infusionslösungen. Anaesthesist 38:8
7. Pichlmayer I, Lehmkuhl P (1988) EEG-Überwachung des Intensivpatienten. Springer, Berlin Heidelberg New York Tokyo
8. Schoeppner H (1988) EEG-gesteuerte Narkose. In: Brandt L (Hrsg) Cerebrales Monitoring in der Anästhesie. Bibliomed (Med Verlagsges), Melsungen
9. Stoffregen J (1985) Das therapeutische System Codic. Anaesth Intensivther Notfallmed 4:210–212
10. Wieber J, Gugler R, Hengstmann JH, Dengler HJ (1975) Pharmacokinetics of ketamine in man. Anaesthesist 24:260–263

Fortlaufende EEG-Überwachung
bei Kombinationsnarkosen mit Propofol und Ketamin

H. Suttmann, A. Doenicke, O. Ochmann, G. Juhl, M. Laub

Propofol und Ketamin

Mit Propofol – einem 2,6-Diisopropylphenol – wurde ein neues intravenöses Hypnotikum entwickelt, das sich zur Einleitung und Aufrechterhaltung von Narkosen eignet [14, 19, 20, 32]. Nach Bolusinjektion von 1,5–2,5 mg/kg KG fällt der Patient innherhalb von 20–40 s in tiefen Schlaf, der in der 2. Minute sein Maximum erreicht und für 4–8 min anhält [10, 42] (Abb. 1a oben). Im EEG stellt sich synchronisierte δ Aktivität von 0,5–1/s und einer Amplitude von 50–100 µV ein. Überlagert wird dieser Grundrhythmus durch spindelig modulierte, rasche Aktivität mit 12–15 s und einem Maximum über der Frontalregion [39, 44] (Abb. 2a).

Durch repetitive Bolusgabe bzw. kontinuierliche Infusion läßt sich die Schlafdauer über Stunden verlängern. Auf Grund der raschen Metabolisierung [6] kommt

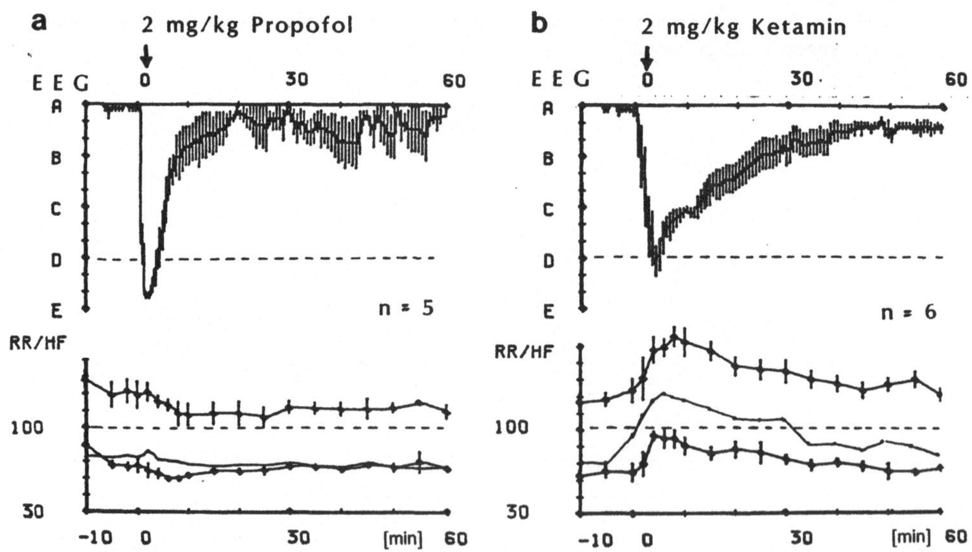

Abb. 1. a Mittelwertvigilosomnogramm nach intravenöser Injektion von 2 mg Propofol/kg KG in 60 s; darunter Kreislaufverhalten (systolischer und diastolischer Blutdruck und Herzfrequenz); **b** die gleichen Parameter (Mittelwertvigilosomnogramm und Blutdruck) nach Injektion von 2 mg/kg Ketamin. Die Verläufe wurden bei Experimentalnarkosen ohne Intubation ermittelt (die Propofolgruppe bestand aus 5, die Ketamingruppe aus 6 Probanden)

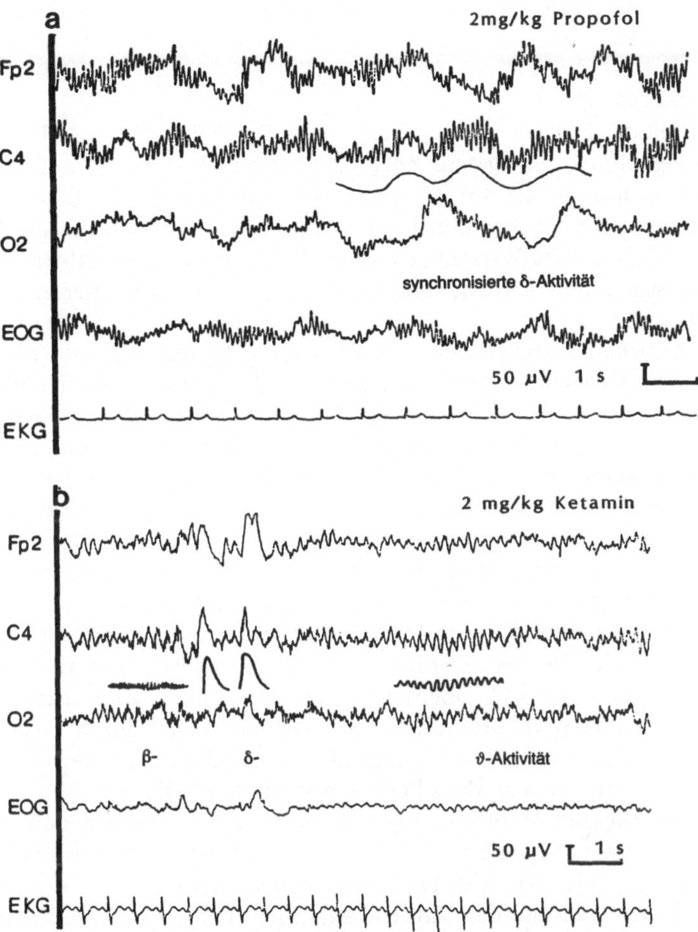

b. 2. a EEG-Registrierung während einer experimentellen Mononarkose mit 2 mg/kg Propo-
. Das Bild wird von synchronisierter, hoher δ-Aktivität bestimmt, der rasche Wellen (mit 12–
/s) überlagert sind. **b** EEG-Registrierung während einer experimentellen Mononarkose mit
ıg/kg Ketamin. Im Gegensatz zur Propofolnarkose zeigt sich gemischte Aktivität, in der
ızelne steile δ-Wellen und spindelig modulierte Aktivität wechseln. Außerdem findet sich
ıgestreute β-Aktivität

auch nach mehrstündiger Zufuhr zu keiner nennenswerten Kumulation. Propofol
ʒnet sich daher anstelle eines Inhalationsnarkotikums zur Narkoseführung [14,
.]. Allerdings besitzt die Substanz keine analgetische Wirkung, so daß zusätzlich ein
ɔalgetikum verabreicht werden muß [10].

 Neben der hypnotischen Potenz hat Propofol einen ausgeprägten Einfluß auf den
ɾeislauf [28, 33, 35, 41]. Unter der Narkoseeinleitung fällt der systolische und der
astolische Blutdruck ab (Abb. 1a unten). Die Hypotension wird durch eine
ɔduktion des Herzzeitvolumens sowie durch eine gefäßdilatierende Wirkung
ɾursacht [28]. In der Regel bewirkt Propofol auch einen Abfall der Herzfrequenz.
er genaue Mechanismus der Bradykardie ist unbekannt; sie könnte durch eine

Beeinträchtigung der Barorezeptoren [8, 33] oder auch durch eine Abnahme des Sympathikotonus [41] erklärt werden. Die negativen Kreislaufeffekte werden durch zusätzliche Anwendung von Benzodiazepinen, Opioiden bzw. Lachgas noch verstärkt [45, 46].

Seit der Einführung von Ketamin [3, 7] verfügt die Anästhesie über ein potentes Analgetikum, das genau entgegengesetzte Wirkungen auf das Herz-Kreislauf-System hat, als sie von Propofol bekannt sind. Unter Ketaminzufuhr steigt das Herzzeitvolumen, der Blutdruck und auch die Pulsfrequenz an (Abb. 1b unten) [13, 18, 27]. Für diese Wirkung wird eine Erhöhung des zentralnervösen Sympathikotonus sowie der Anstieg der Katecholamine im peripheren Blut verantwortlich gemacht.

Neben der analgetischen Komponente besitzt Ketamin eine starke kataleptische und gleichzeitig psychotomimetische Wirkung. Nach intravenöser Verabreichung von 1–2 µg Ketamin/kg KG verlieren die Patienten den Bezug zu ihrer Umwelt. An die Stelle klaren Bewußtseins treten halluzinatorische Sensationen und Träume [9, 12, 34, 37]. Im elektroenzephalographischen Bild zeichnet sich Ketamin durch bilateral generalisierte, monomorphe ϑ-Tätigkeit von 4–6/s und ca. 50 µV Spannungshöhe aus (Abb. 2b). Bei höheren Konzentrationen wird die Aktivität von diskontinuierlichen, bilateral synchronen, steilen δ-Wellen unterbrochen [25, 26, 39]. Die EEG-Veränderungen setzen nach 1–3 min ein, erreichen ihr Maximum in der 5. bis 6. Minute und klingen nur allmählich ab. Das Bewußtsein kehrt in der 10. bis 20. Minute wieder, Restwirkungen sind noch nach 1–2 h zu beobachten (Abb. 1b oben) [25]. Die von manchen Patienten als unangenehm empfundene psychotomimetische Wirkung kann durch zusätzliche Gabe eines Hypnotikums oder eines Tranquilizers unterdrückt werden. Üblich ist die Kombination mit einem starken Benzodiazepin [4, 22, 29, 30].

In früheren Untersuchungen konnte gezeigt werden, daß die Steuerung einer Narkose anhand elektroenzephalographischer Charakteristika vorgenommen werden kann [1, 44]. Mit Hilfe der fortlaufenden EEG-Kontrolle lassen sich die Patienten während der Narkose auf einem vorgegebenen Schlafniveau halten. Auf diese Weise können bei verschiedenen Narkoseverfahren objektive Vergleiche zum Medikamentenverbrauch, intraoperativen Kreislaufverhalten und zur postoperativen Erholung angestellt werden.

Zielsetzung

Es sollte geprüft werden, ob

- Die Steuerung der Schlaftiefe mit der fortlaufenden visuellen EEG-Analyse auch bei der Kombination Propofol/Ketamin möglich ist,
- sich durch gleichzeitige Gabe von Propofol die psychotomimetischen Nebenwirkungen von Ketamin aufheben lassen,
- die Zufuhr von Ketamin in geringen Mengen eine ausreichende intraoperative Analgesie erzeugt,
- sich die gegensinnigen Einflüsse der beiden Substanzen auf den Kreislauf durch Interaktion ausgleichen lassen.

ι mit der intravenösen Kombinationsnarkose Propofol/Fentanyl/Raumluft ein-
ιlägige Erfahrungen gemacht wurden, sollte dieses Verfahren zu Vergleichs-
ecken herangezogen werden.

ethodik

einer prospektiven Vergleichsuntersuchung wurden 20 Patienten, die sich
gemeinchirurgischen oder orthopädischen Operationen unterziehen mußten, mit
ιer intravenösen Propofolkombinationsnarkose anästhesiert. Die Patienten wur-
n über Ziel und Ablauf der Studie informiert und um ihre Einwilligung zu den
sätzlichen Untersuchungsmaßnahmen (EEG-Elektroden usw.) gebeten. Die Un-
·suchung wurde von der Ethikkommission der Ludwig-Maximilians-Universität
ünchen genehmigt.

Bei der Patientenauswahl wurden folgende Kriterien zugrunde gelegt: Patienten
iderlei Geschlechts im Alter von 18 bis 65 Jahren, mit einem Gewicht von ±10%
s Broca-Normalgewichts, der Risikogruppe ASA I bis II, ohne pathologische
ιborbefunde und mit elektiven Eingriffen (voraussichtliche Dauer: 1,5–2,5 h).
ιßerdem sollte keine Allergie, keine Psychose [21], keine Porphyrie [31] und kein
ιaukom vorliegen.

Die Prämedikation erfolgte am Vorabend des Eingriffs und am Morgen, etwa
5 h vor Beginn der Narkose, mit jeweils 1,0–2,0 mg Lormetazepam oral.

belle 1. a Propofoldosierungsanweisung für unterschiedliche Gewichtsgruppen. **b** Ketaminin-
ιionsschema für einen 70 kg schweren Patienten; *oben:* aus pharmakokinetischen Parametern
16, 47] errechneter Verlauf der Ketaminplasmakonzentrationen; *unten* Infusionsprofil der
tomatischen Injektionspumpe

Gewichtsgruppen	Bolus	Basisinfusion
45– 54 kg	25 mg/35 s	6,0 mg/min
55– 64 kg	30 mg/35 s	7,2 mg/min
65– 74 kg	35 mg/35 s	8,4 mg/min
75– 84 kg	40 mg/35 s	9,6 mg/min
85– 94 kg	45 mg/35 s	10,8 mg/min
95–104 kg	50 mg/35 s	12,0 mg/min

Startzeitpunkt Minute	Dauer [min]	Dosis [mg]	Förderrate [µg/kg KG/min]
0,0	2	38	271,43
2,0	28	42	21,43
30,0	30	35	16,67
60,0	30	32	15,24
90,0	30	28	13,30
120,0	30	26	12,38
150,0	30	24	11,43

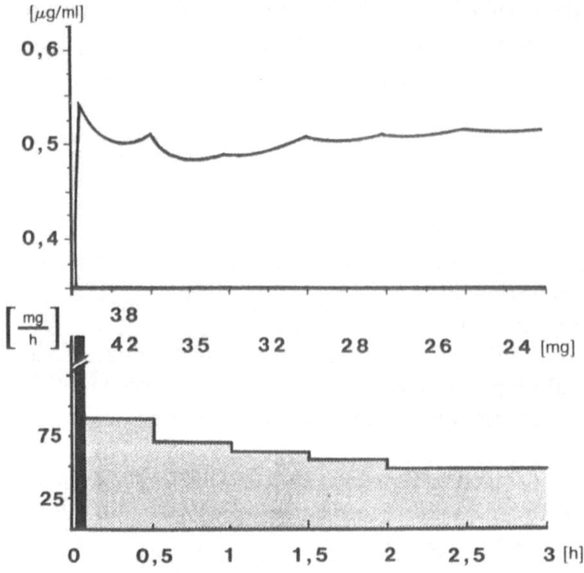

Abb. 3. Plasmakonzentrationen (*oben*) und Infusionsschema (*unten*) von Ketamin: *Oben:* aus den pharmakokinetischen Daten von Ketamin [3, 16, 47] berechneter Verlauf der Plasmakonzentrationen; *Unten:* die zugehörigen Infusionsraten. Das Regime beginnt mit einer Schnellinfusion von 38 mg in 2 min und wird mit Raten von 42, 35, ... und 24 mg/min fortgeführt

Die Narkose wurde bei 10 Patienten mit einer Kombination von Propofol und Fentanyl (Gruppe A) und bei 10 Patienten mit Propofol und Ketamin (Gruppe B) durchgeführt. Die Relaxation erfolgte mit Vecuronium, die Beatmung mit Raumluft.

Propofol (ICI 35, 868, Disoprivan) lag als Öl-Wasser-Emulsion mit folgender Zusammensetzung vor: 1,0% Propofol, 10,0% Sojabohnenöl, 2,25% Glycerol, 1,2% Eiphosphatid.

Ketamin wurde in der handelsüblichen racemischen Lösung von 50 mg/ml Hydrochlorid verwendet.

Zur Einleitung erhielten alle Patienten 3 bis 5 Propofolboli (Dosierung s. Tabelle 1a) bis zum Erreichen der gewünschten Narkosetiefe (D_2/E_0). Die Kontrolle erfolgte anhand des EEG. Gleichzeitig wurden in der Gruppe B 38 mg Ketamin innerhalb von 2 min infundiert. Die Patienten der Gruppe A erhielten 0,2 mg Fentanyl unmittelbar vor der Intubation. Die Relaxierung erfolgte mit 0,08–0,10 mg Vecuronium/kg KG.

Die Schlaftiefe wurde über eine automatische Infusionspumpe [43] nach Maßgabe der fortlaufenden visuellen EEG-Analyse gesteuert [23, 44]. Bei abflachender Schlaftiefe wurden zusätzlich zur Basisinfusion von 120 µg Propofolboli/kg KG/min (0,5 mg/kg KG) von der Pumpe abgegeben. Bei Vertiefung des Schlafs unter das vorgesehene Niveau (E_0 bis E_2) wurde die Basisinfusion bedarfsweise unterbrochen.

Zur Schmerzausschaltung erhielten die Patienten der Gruppe B eine Ketaminfusion nach einem zuvor berechneten Schema. Das Infusionsprofil sollte für den raschen Anstieg und die konstante Aufrechterhaltung der Ketaminplasmakonzentrationen sorgen. Nach einem initialen Bolus von 38 mg in 2 min wurde in den folgenden Regelintervallen 42, 35, 32 und 28 mg/30 min infundiert (Tabelle 1b). Das Ziel dieser Dosierung war die Erzeugung analgetischer Plasmakonzentrationen zwischen 500 und 600 µg/ml (Abb. 3).

Blutdruckanstiege bzw. Erhöhungen der Herzfrequenz von mehr als 20% wurden als Schmerzreaktion gedeutet und mit zusätzlicher Analgetikagabe korrigiert. Es wurden entweder Ketaminboli von jeweils 0,5 mg/kg KG oder Fentanylboli von 0,2 mg/70 kg KG verabreicht. Das Abschalten der Ketamininfusion erfolgte 15 min, das der Propofolzufuhr 8 min vor Operationsende. Die Extubation wurde bei ausreichender Spontanatmung vorgenommen.

Zur Registrierung des Elektroenzephalogramms wurden Silbernapfelektroden, die nach dem Ten-twenty-System [15, 17] plaziert waren, benutzt (frontal: F_4, okzipital: O_2, frontoparietal: Fp_2, zentral: C_4, parietal: P_4, Referenzelektrode: A_2. Zusätzlich zum EEG wurde das EMG (M. orbicularis oris) und das EOG (nach Rechtschaffen u. Kales) registriert [36].

Die Aufzeichnung erfolgte mit einem 8-Kanal-EEG-Verstärker, dessen Zeitkonstante auf 0,3, Empfindlichkeit auf 50 µV/7 mm, obere Grenzfrequenz auf 70 Hz und Papiervorschub auf 15 mm/s eingestellt waren. Die Blutdruckwerte (arteriell systolisch/diastolisch und MAP) wurden nichtinvasiv alle 2–5 min gemessen und abgespeichert. Die automatische Messung wurde in gewissen Zeitabständen durch konventionelle Blutdruckmessung nach Riva Rocci überprüft. Bisher erfolgte von jeweils 6 Patienten je Gruppe eine vollständige Datenauswertung.

Ergebnisse

Die fortlaufende EEG-Analyse ermöglicht es, in beiden Gruppen die Narkose auf dem vorgegebenen Niveau – Schlafstadium E_0–E_2 – zu halten. Bei den Propofol-Fentanyl-Narkosen dominierte in allen Ableitungen δ-Aktivität (0,5/s) mit einem Zeitanteil von 80–90%. Diese Grundaktivität war besonders frontal und zentral mit hoher, spindeliger 10–12/s-Tätigkeit überlagert. Das EEG zeichnete sich bei dieser Narkose durch eine geringe Variabilität und einen hohen Synchronisationsgrad aus (Abb. 4a).

Nach den Propofol-Ketamin-Narkosen stellte sich ein sehr wechselhaftes Bild ein. Die langsame Grundaktivität (δ mit 0,5/s) verlief in der Amplitude flacher (50–70 µV) und wurde durch Strecken der für Ketamin typischen Serien unterbrochen (6–7/s). Außerdem fanden sich Einstreuungen rascher Aktivität mit niedriger Amplitude (14–18/s) sowie vereinzelt und in Serien auftretende steile Wellen (Abb. 4b). Bei Steigerung der Propofolrate stellte sich wiederholt Burst-Suppression-Aktivität ein, ohne deutliche Prodromalzeichen.

Aus den Augenbewegungen (rasche und langsame Augenbewegungen RAB und LAB), der Hintergrundaktivität und spezifischen Graphoelementen wurden für jeweils 40-s-Epochen Indexwerte ermittelt und als Vigilosomnogramm (Schlaftiefenkurve) dargestellt [23]. Die Abbildung 5 (oben) und Abb. 6 (oben) geben die Schlaftiefenkurven von 2 Patienten wieder. Einer wurde mit Propofol/Ketamin behandelt, der andere erhielt eine Propofol-Fentanyl-Narkose. Zur Einleitung wurden jeweils 4 Propofolboli verabreicht. Bei der Propofol-Fentanyl-Narkose mußte die Basisinfusion zeitweilig unterbrochen werden, um das vorgegebene Schlafstadium E_0 einzuhalten; zusätzliche Boli waren nur vereinzelt nötig (Abb. 5, Mitte). Bei der Propofol-Ketamin-Narkose mußten neben der Basisinfusion wesentlich häufiger zusätzliche Propofolboli verabreicht werden (Abb. 6 Mitte; vgl. auch Tabelle 3).

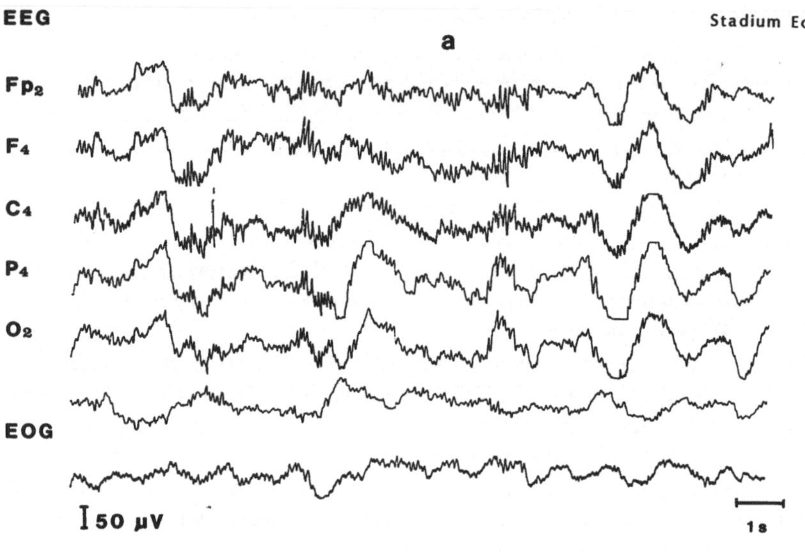

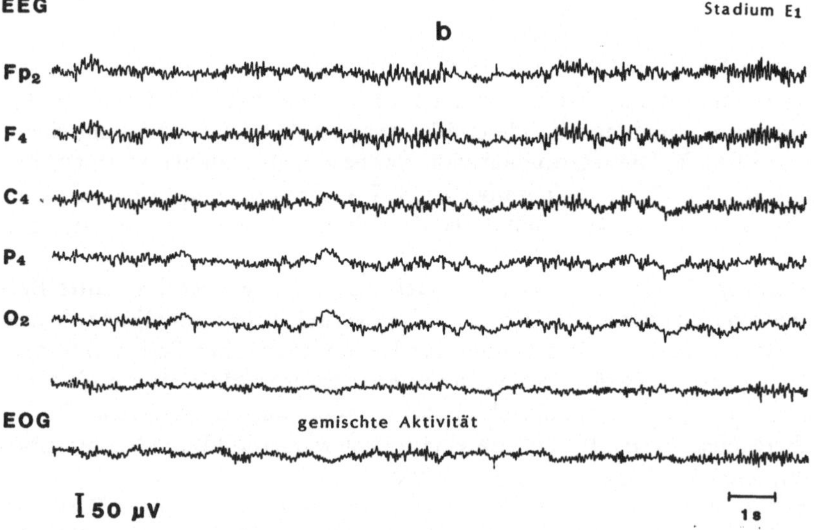

Abb. 4. a EEG-Registrierung während einer Kombinationsnarkose mit Propofol/Fentanyl. Auch bei dieser Narkoseform wird das Bild von synchronisierter, hoher δ-Aktivität und überlagerten raschen Wellen bestimmt (vgl. Abb. 2 oben); **b** EEG-Registrierung während einer Kombinationsnarkose mit Propofol/Ketamin. Im Gegensatz zur reinen Propofol-Narkose zeigt sich gemischte Aktivität im EEG. Die δ-Wellen sind deutlich flacher als in der Propofolnarkose und treten weniger häufig auf. Die Aktivität weist nicht die monomorphe Charakteristik wie bei der reinen Ketaminnarkose auf. Auch hier findet sich reichlich eingestreute β-Aktivität

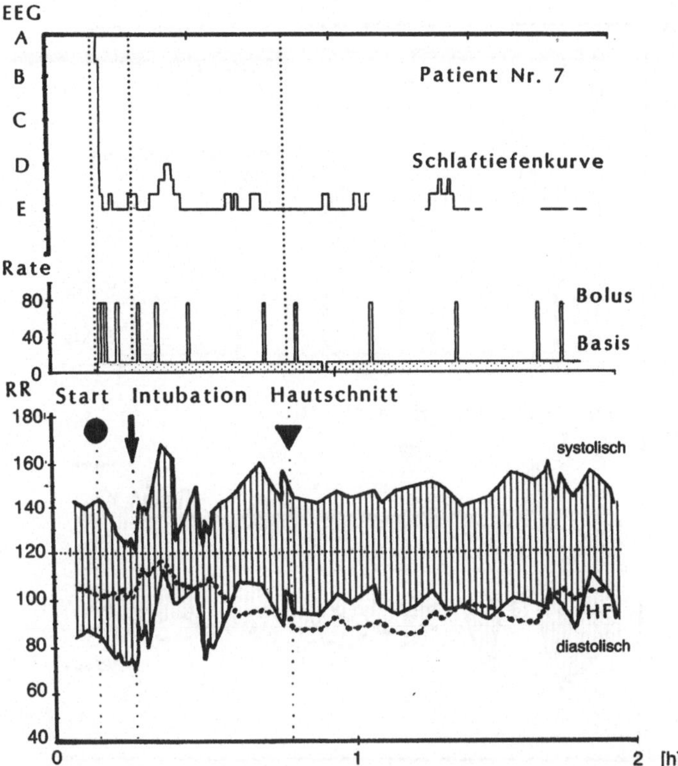

Abb. 5. Synopsis der Schlaftiefenkurve (*oben*), der Propofolinfusion (*Mitte*) und der Kreislaufparameter (*unten*) bei einer Propofol-Fentanyl-Narkose. Während das Schlaftiefenprofil einen angemessenen Verlauf aufweist (rasches Erreichen und konstante Aufrechterhaltung des vorgegebenen Schlafniveaus. E_0), zeigt sich der für Propofol typische Blutdruckabfall während der Einleitung. Unter dem Intubations- und Operationsstreß kommt es zur Normalisierung

Die Ermittlung der relativen Zeitanteile aller Schlafstadien für die beiden Behandlungsgruppen ergibt die in Abb. 7 wiedergegebenen Verteilungsfunktionen. Der Anteil an E_1-Stadien war in der Ketamingruppe geringfügig höher als in der Fentanylgruppe (25% zu 5%). Für die E_0-Stadien ergab sich ein reziprokes Verhalten, d. h. die Narkosen der Ketamingruppe wiesen im Mittel ein etwas tieferes Schlafniveau auf als die der Fentanylgruppe.

Bei der Narkoseeinleitung kam es in beiden Gruppen zu Blutdruckabfällen zwischen 10 und 20 mm Hg. In der Fentanylgruppe waren die Veränderungen stärker als in der Ketamingruppe. Während der Intubation stieg der Blutdruck kurzfristig um 10–40 mm Hg an. Die Blutdruckspitze unter der Intubation war in der Ketamingruppe deutlich stärker als in der Vergleichsgruppe. Ein ähnlicher Effekt wiederholte sich beim Hautschnitt. In der Zwischenzeit (von Intubation bis Schnitt) sanken die Werte in der Fentanylgruppe stärker ab als in der Ketamingruppe (Tabelle 2).

Intraoperativ verlief der Blutdruck in der Ketamingruppe stabil. Es trat weder die von Ketamin bekannte Hypertonie noch die bei Propofol gelegentlich beobachtete

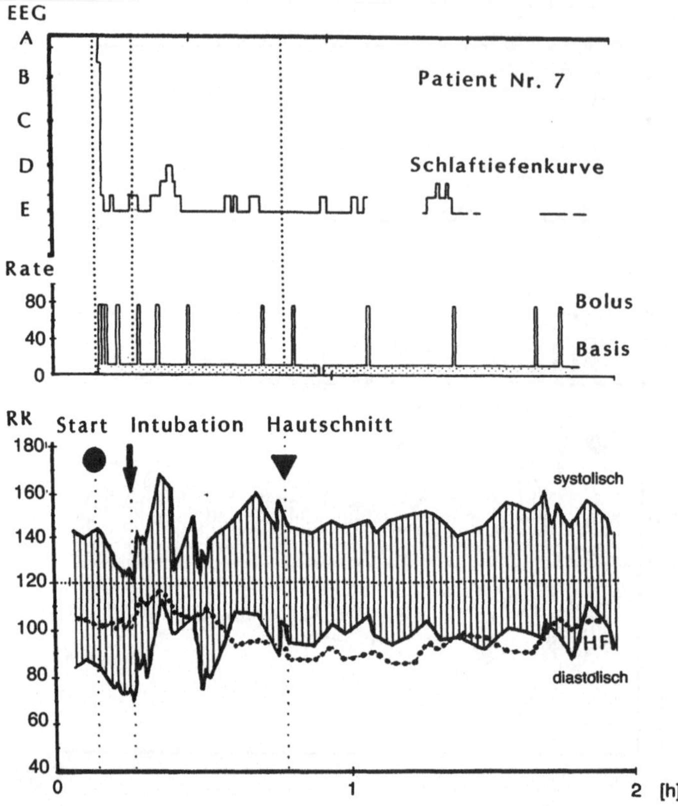

Abb. 6. Auch bei der Propofol-Ketamin-Narkose wird das vorgegebene Schlaftiefenprofil erreicht (*oben*), allerdings sind mehr Propofolboli (*Mitte*) als bei der Propofol-Fentanyl-Narkose nötig (vgl. Abb. 5). Während der Blutdruck in der Einleitungsphase nur unwesentlich abfällt, kommt es zu einem deutlichen Anstieg unter der Intubation. Im Verlauf der Operation weist der Blutdruck einen ruhigen Verlauf auf (*unten*)

Hypotonie auf. In der Fentanylgruppe wurden größere Blutdruckschwankungen beobachtet. Bei einigen Patienten dieser Behandlungsgruppe kam es zu ausgeprägten Bradykardien (40 Schläge/min).

In beiden Gruppen wurden zur Einleitung durchschnittlich 2,7 mg Propotol/kg KG benötigt. Die Infusion der Einleitungsdosis erfolgte über einen Zeitraum von ca. 8–9 Minuten. Die verlängerte Einleitungszeit ergab sich durch die limitierte Infusionsgeschwindigkeit der verwendeten Infusionspumpe. Außerdem wurde nach dem 3. Bolus (ca. 100 mg Propofol) eine Pause zur Bewertung des EEG eingelegt (Tabelle 3).

Die Propofolerhaltungsrate ergab sich aus der Basisinfusion (120 µg/kg · min bei 70 kg; vgl. Tabelle 1) und den zusätzlich benötigten Boli (s. Abb. 5 und 6 Mitte). Sie betrug in der Fentanylgruppe durchschnittlich 110 µg/kg KG/min, in der Ketamingruppe 140 µg/kg KG/min. Die Analgesie wurde im Mittel mit 50 µg Fentanyl/kg KG/min bzw. durch Infusion von durchschnittlich 20 µg Ketamin/kg KG/min erzeugt (Tabelle 3).

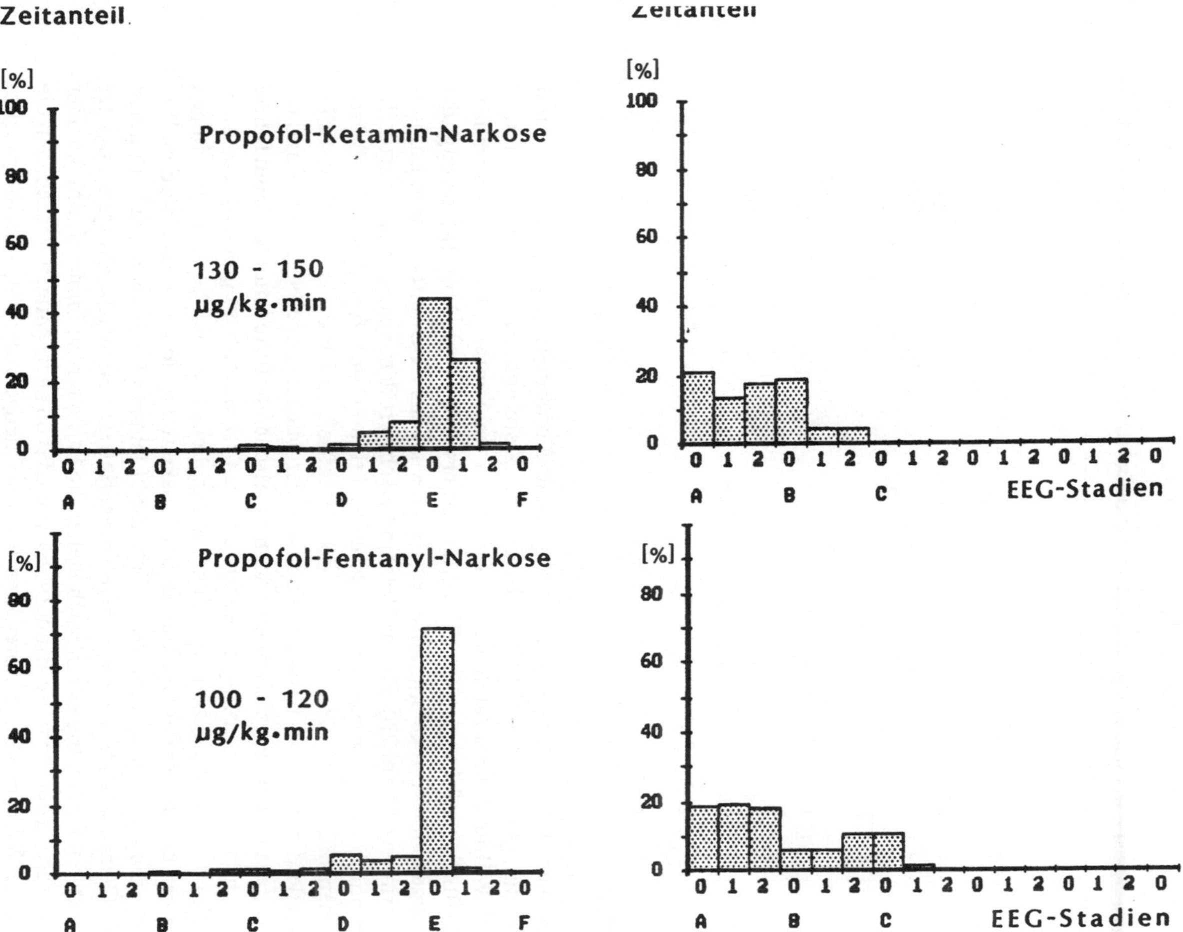

Abb. 7a, b. Verteilung der Schlafstadienanteile in den beiden Behandlungsgruppen. Vergleich zwischen Propofol-Ketamin- und Propofol-Fentanyl-Narkose für den intraoperativen Verlauf (*links*) und für die erste postoperative Stunde (*rechts*). In der Fentanylgruppe herrscht mit über 90% Stadium E_0 vor, in der Ketamingruppe ist der Anteil an Stadium E_0 zugunsten von E_1 reduziert. Postoperativ kommt es nach Propofol/Fentanyl etwas häufiger zu subvigilanten Stadien und Anteilen leichten Schlafs (B_2 bis C_1) als nach Propofol/Ketamin

Tabelle 2. Mediane der Kreislaufparameter: *Fenta.* für die Propofol-Fentanyl-Gruppe; *Keta.* für die Propofol-Ketamin-Gruppe; *Ein.* Narkoseeinleitung; *Int.* Intubation; *Sch.* Hautschnitt; p_m Mitteldruck; *HF* Herzfrequenz

RR HF	vor Ein.	nach Ein.	nach Int.	vor Sch.	nach Sch.
Fenta.					
sys	124,5	109,5	113	104,5	120,5
p_m	112	102	103	86	98
dia	75	67	68,5	55,5	64
HF	77,5	72	66,5	64	63
Keta.					
sys	123	123	141	116,5	132
p_m	119	98	137	126	126
dia	79,5	66	85,5	68,5	83
HF	79,5	87	89,5	78	82,5

Diskussion

Wie aus Abb. 4 zu entnehmen ist, erzeugt die Kombination von Propofol und Ketamin ein ganz anderes EEG-Bild als die Kombination von Propofol und Fentanyl. Während die zusätzliche Verabreichung von Fentanyl kaum eine Veränderung der für Propofol typischen EEG-Muster hervorruft (vgl. Abb. 2a), erzeugt die gleichzeitige Gabe von Ketamin Muster, die eher an das EEG unter Ketaminmononarkose erinnern (Abb. 2b). Dieser Umstand erschwert dem visuellen Auswerter die Interpretation der Kurven. Unter Berücksichtigung der für dieses Verfahren spezifischen Muster ist die Steuerung der Schlaftiefe anhand der visuellen EEG-Analyse allerdings ebenso möglich wie in der Vergleichsgruppe (vgl. Abb. 5 und 6).

Die Erhaltung der vegetativen und der motorischen Reflexe unter Ketamin führte gelegentlich zu einem unruhigen Narkoseverlauf (Spontanbewegungen), der auch durch erhöhte Propofolgabe nicht immer ausgeglichen werden konnte. Bei einigen Operationen mußte dem mit ausreichender Muskelrelaxation begegnet werden. Wie bei einer reinen Ketaminnarkose blieb die Lichtempfindlichkeit der Pupillen erhalten. Gelegentlich traten vermehrte Tränenfluß und Speichelbildung auf. Bei der postoperativen Befragung konnte sich keiner die Patienten an Sinneseindrücke oder Träume während der Narkose erinnern. Es kann davon ausgegangen werden, daß die hypnotische Wirkung der verabreichten Propofolmenge ausreichte, um die psychotomimetischen Nebenwirkungen des Ketamins aufzuheben. Auffällig ist, daß in der Propofol-Ketamin-Gruppe mit durchschnittlich 140 µg/kg KG/min deutlich mehr Propofol gebraucht wurde als in der Vergleichsgruppe (Propofol-Fentanyl-Gruppe: 110 µg/kg KG/min).

Die Schmerzausschaltung nach Ketamin wird durch die Blockierung aufsteigender sensorischer und sensibler Bahnen im Thalamus bewirkt [11]. Eine Analgesie soll schon bei sehr niedriger Dosierung von etwa 125–400 µg/kg KG zu erreichen sein [2, 5]. Die Schmerzfreiheit tritt rasch ein und hält länger an als die kataleptische, narkotische und kreislaufstimulierende Wirkung [38, 40]. Lediglich die psychotomi-

Tabelle 3. Narkosezeiten und Medikamentenverbrauch in den beiden Behandlungsgruppen: a Propofol/Fentanyl; b Propofol/Ketamin; t_E Einleitungszeit vom Start der Propofolinfusion bis zur Intubation; t_A Zeit der Narkoseaufrechterhaltung; t_W Zeit vom Abstellen der Propofolinfusion bis zum vollständigen Erwachen; M_E Einleitungsdosis; M_A Propofolmenge zur Aufrechterhaltung der Narkose; D_E Einleitungsdosis in mg/kg KG; R_A Propofolrate zur Narkoseaufrechterhaltung (Basisinfusion plus Summe aller Boli); *Fenta.* Fentanyl-Menge; *Keta.* Ketamin-Menge

a	t_E [min]	t_A [min]	t_W [min]	M_E [mg]	M_A [mg]	D_E [mg/kg KG]	R_A [µg/kg KG/min]	Fenta. [mg]
	7	41	17	227	348	3,1	116	0,2
	8	28	9	146	83	2,1	43	0,2
	10	65	12	172	506	2,7	123	0,2
	9	281	11	278	3089	2,7	108	0,7
	9	104	8	219	1049	2,6	122	0,4
	11	91	9	234	1058	2,6	130	0,3
$\bar{x}$	9,3	101,8	11,6	213,1	1022,7	2,6	107,6	0,3
s	1,4	92,5	3,4	46,9	1084,3	0,3	32,3	0,2
max.	11,7	281,4	17,9	278,2	3089,8	3,1	130,6	0,7
min.	7,8	28,0	8,0	146,8	83,1	2,1	43,5	0,2

b	t_E [min]	t_A [min]	t_W [min]	M_E [mg]	M_A [mg]	D_E [mg/kg KG]	R_A [µg/kg KG/min]	Keta. [mg]
	7	76	6	176	772	2,5	145	161
	7	266	4	247	2723	3,3	136	315
	8	161	14	242	1696	3,1	138	315
	8	129	4	281	1803	3,1	156	207
	8	89	7	118	731	1,6	116	179
	7	250	6	237	3518	2,6	155	312
$\bar{x}$	8,0	162,3	7,2	217,3	1874,3	2,75	141,4	248,5
s	0,4	80,6	3,9	59,1	1093,6	0,61	14,9	73,5
max.	8,6	266,7	14,8	281,3	3518,2	3,3	156,6	315,5
min.	7,3	76,0	4,1	118,1	731,8	1,69	116,6	161,2

metischen Nebenwirkungen überdauern die Analgesie. Diese Befunde ließen sich in unserer Untersuchung bestätigen. Die unauffälligen intraoperativen Blutdruckverläufe deuteten auf ausreichende Analgesie während der Narkose hin; in der postoperativen Phase benötigte nur einer von 10 Patienten ein Analgetikum innerhalb der ersten 2 h. In der Fentanylgruppe benötigen 7 von 10 Patienten im gleichen Zeitraum ein Analgetikum.

Die postoperative Erholung vollzog sich in beiden Gruppen rasch. Die Patienten der Ketamingruppe zeigten bereits unmittelbar nach der Intubation eine kräftige Spontanatmung. Nachschlafstadien und subvigilante Episoden waren in der Propofol-Fentanyl-Gruppe etwas häufiger als in der Ketamingruppe. Einige Patienten berichteten in dieser Zeit über Träume. Die Träume wurden allerdings nicht als unangenehm empfunden, so wie gelegentlich nach alleiniger Gabe von Ketamin berichtet wird. Vereinzelt kam es postoperativ zu Nystagmus, verschwommenem Sehen und zu Doppelbildern (Diplopie).

Die Kombination von Propofol und Ketamin zur Narkoseeinleitung und -aufrechterhaltung stellt eine interessante Alternative zu konventionellen Narkoseverfahren dar. Da mit Raumluft beatmet werden kann, handelt es sich bei dieser Narkose um eine rein intravenöse Anästhesie (TIVA). Intraoperativ liegen stabile Kreislaufverhältnisse vor, und postoperativ darf mit einer guten Spontanatmung und einer länger dauernden Analgesie gerechnet werden. Von den Patienten wird diese Narkoseform positiv beurteilt.

Zusammenfassung

In einer prospektiven Vergleichsuntersuchung wurden 20 Patienten der ASA-Gruppen I und II, die sich allgemeinchirurgischen oder orthopädischen Operationen unterziehen mußten, mit einer Propofolkombinationsnarkose anästhesiert. 10 Patienten erhielten eine Kombination aus Propofol und Fentanyl, 10 Patienten Propofol und Ketamin. Alle Personen wurden mit Vecuronium relaxiert und mit Raumluft beatmet.

Die Schlaftiefe wurde über eine automatische Infusionspumpe nach Maßgabe der fortlaufenden visuellen EEG-Analyse gesteuert [43, 44]. Bei abflachender Schlaftiefe wurden zusätzlich zur Basisinfusion (120 µg/kg KG/min) Propofolboli (35 mg) von der Pumpe abgegeben. Die Ketamininfusion erfolgte über eine 2. Pumpe, mit dem Ziel, konstante Ketaminplasmakonzentrationen im Bereich von 400–600 µg/ml aufrecht zu erhalten.

Mit Hilfe der fortlaufenden EEG-Überwachung konnte die Schlaftiefe im vorgegebenen Bereich geregelt werden. Das EEG-Bild unter Propofol/Ketamin wies gegenüber der Vergleichsgruppe (Propofol/Fentanyl) einige Besonderheiten auf. Bei unauffälligen Kreislaufwerten traten intraoperativ gelegentlich Spontanbewegungen auf, die bei Bedarf mit Muskelrelaxanzien unterbunden wurden. Der mittlere Propofolverbrauch betrug in der Fentanylgruppe 10 µg/kg KG/min, in der Ketamingruppe 140 µg/kg KG/min.

Unmittelbar nach der Extubation setzte in der Propofol-Ketamin-Gruppe eine gute Spontanatmung ein. Außerdem bestand in dieser Gruppe eine über 1–3 h anhaltende Analgesie.

Die Kombination von Propofol und Ketamin zur Narkoseeinleitung und -aufrechterhaltung stellt eine interessante Alternative zu konventionellen Narkoseverfahren dar und wird von den Patienten positiv beurteilt.

Literatur

1. Bickford RG (1950) Automatic electroencephalographic control of general anesthesia. Electroencephalogr Clin Neurophysiol 2:93
2. Bovill JG, Dundee JW (1971) Alteration in response to somatic pain associated with anaesthesia-ketamine. Br J Anaesth 43:496
3. Chen G (1969) The pharmacology of ketamine. In: Kreuscher H (Hrsg) Ketamine. Anaesthesiologie und Wiederbelebung, Bd 40. Springer, Berlin Heidelberg New York, S 1

4. Clarke RS, Knox JW, Dundee JW (1970) The effect of dosage and premedication on the action of Ketamine. Br J Anaesth 42:799
5. Clausen L, Sinclair DM, Van Hasselt CH (1975) Intravenous ketamine for postoperative analgesia. S Afr Med J 49:1437
6. Cokshott ID (1985) Propofol ('Diprivan') pharmacokinetics and metabolism – an overview. Postgrad Med J 1 (Suppl 3):45
7. Corssen G, Miyasaka M, Domino EF (1968) Changing concepts in pain control during surgery: dissociative anesthesia with CI-581. A progress report. Anesth Analg 47:746
8. Cullen PM, Turtle M, Prys-Roberts C, Way WL, Dye J (1987) Effect of propofol anesthesia on barorflex activity in humans. Anesth Analg 66:1115
9. Doenicke A, Kugler J, Emmert M, Laub M, Kleinert H (1969) Ein Leistungsvergleich nach Ketamine und Methohexital. In: Kreuscher H (Hrsg) Ketamine. Anaesthesiologie und Wiederbelebung, Bd 40. Springer, Berlin Heidelberg New York, S 146
10. Doenicke A, Suttmann H, Kugler J, Duka T (1986) Klinisch-experimentelle Anästhesie mit Diprivan. In: Hossli G, Frey P, Kreienbühl G (Hrsg) ZAK Zürich. Anaesthesiologie und Intensivmedizin, Bd 188. Springer, Berlin Heidelberg New York, S 12
11. Finck AD, Ngai SH (1979) A possible mechanism of ketamine-induced analgesia. Anesthesiology 51:534
12. Fine J, Finestone SC (1973) Sensory disturbances following ketamine anesthesia -recurrent hallucinations. Anesth Analg 52:428
13. Gassner S, Cohen M, Aygen M, Levy E, Ventura E (1974) The effect of ketamine on pulmonary artery pressure. Anaesthesia 29:141
14. Gepts E, Camu F, Cockshott ID, Douglas EJ (1987) Disposition of propofol administered as constant rate intravenous infusion in human. Anesth Analg 66:1256
15. Gibbs EL, Gibbs TL (1984) Universal APEEGE (anatomic placement of EEG electrodes) system. Clin Electroencephalogr 151:1
16. Idvall J, Ahlgran I, Aronsen KF, Stenberg P (1979) Ketamine infusion: Pharmacokinetics and clinical effects. Br J Anaesth 51:1167
17. Jasper HJ (1958) The ten twenty electrode system of the International Federation. Electroencephalogr Clin Neurophysiol 10:371
18. Junger H, Schorer R, Teichmann J, Unseld H (1973) Kreislaufwirkung von Ketamin. In: Gemperle M, Kreuscher H, Langrehr D (Hrsg) Ketamin. Anaesthesiologie und Wiederbelebung, Bd 69. Springer, Berlin Heidelberg New York, S 54
19. Kay B, Rolly G (1977) ICI 35 868, a new intravenous induction agent. Acta Anaesthesiol Belg 4:303
20. Keaveny JP, Knell PJ (1988) Intubation under induction doses of propofol. Anaesthesia 431 (Suppl):80
21. Khorramzadek E, Lofty AO (1976) Presonality predisposition and emergency phenomena with ketamine. Psychosomatics 17:94
22. Knoche E, Traub E, Dick W (1978) Möglichkeiten der medikamentösen Beeinflussung von unerwünschten Nebenwirkungen und Aufwachreaktionen nach Ketamin-Anaesthesie. Anaesthesist 27:302
23. Kugler J (1981) Elektroencephalographie in Klinik und Praxis. Thieme, Stuttgart
24. Kugler J (1984) Vigilanz – ihre Bestimmung im EEG. Z EEG – EMG 15:168
25. Kugler J, Doenicke A (1973) Enzephalose und Analgesie im klinischen Experiment mit EEG-Kontrolle. In: Gemperle M, Kreuscher H, Langrehr D (Hrsg) Ketamin. Anaesthesiologie und Wiederbelebung, Bd 69. Springer, Berlin Heidelberg New York, S 231
26. Kugler J, Doenicke A, Laub M, Kleinert H (1969) Elektroencephalographische Untersuchungen bei Ketamin und Methohexital. In: Kreuscher H (Hrsg) Ketamine. Anaesthesiologie und Wiederbelebung, Bd 40. Springer, Berlin Heidelberg New York, S 101
27. Langrehr D, Stolp W (1969) Der Einfluß von Ketamin auf verschiedene Vitalfunktionen des Menschen. In: Kreuscher H (Hrsg) Ketamine. Anaesthesiologie und Wiederbelebung, Bd 40. Springer, Berlin Heidelberg New York, S 25
28. Larsen R, Rathgeber J, Bagdahn A, Lange H, Rieke H (1987) Wirkungen von Propofol auf Hämodynamic, Koronardurchblutung und myokardialen Sauerstoffverbrauch geriatrischer Patienten: Ein Vergleich mit Etomidat. In: Doenicke A, Frey P (Hrsg) ZAK München, Bd 2. Disoprivan. Springer, Berlin Heidelberg New York, S 23

29. Liang HS, Liang HG (1975) Minimizing emergency phenomena: subdissociative dosage of ketamine in balanced surgical anaesthesia. Anesth Analg 54:312
30. Lilburn JK, Dundee JW, Nair SG, Fee JPH, Johnston HML (1978) Ketamine sequelase. Evaluation of the ability of various premedicants to attenuate its psychic actions. Anesthesia 33:307
31. Lipinska D, Kostrzewska E, Gregor A (1978) Ketamine in acute intermittent porphyria – dangerous or safe. Anesthesiology 49:376
32. Major E, Verniquet AJW, Wadell TK, Savage TM, Hoffler DE, Aveling W (1981) A study of three doses of ICI 35 868 for induction and maintenance of anaesthesia. Br J Anaesth 53:267
33. Mertes N, Meinshausen E, Theissen J, Puchstein C, Van Aken H, Heinecke A (1987) Einfluß von Disoprivan und Disoprivan + Fentanyl auf hämodynamische Parameter beim Menschen. In: Doenicke A, Frey P (Hrsg) ZAK München, Bd 2. Disoprivan. Springer, Berlin Heidelberg New York, S 8
34. Perel A, Davidson JT (1976) Recurrent halluciantions following ketamine. Anaesthesia 31:1081
35. Prys-Roberts C, Davies JR, Calverley RK, Goodman NW (1983) Haemodynamic effects of infusions of diisopropylphenol (ICI 35 868) during nitrous oxide anaesthesia in man. Br J Anaesth 55:105
36. Rechtschaffen A, Kales A (1968) A manual of standardized therminology, techniques and scoring system for sleep stages of human sleep. U.S. Department of Health, Education, and Welfare. Public Health Service – National Institutes of Neurological Diseases and Blindness. Neurological Information Network, Bethesda, Maryland 20014. Publication No 204
37. Reier CE (1971) Ketamine – dissociative agent or hallucinogen? N Engl J Med 284:791
38. Sadove MS, Shulman M, Hatano S, Fevold N (1971) Analgetic effects of ketamine administered in subdissociative doses. Anesth Analg 50:452
39. Schwarz MS, Virden S, Scott DF (1974) Effects of ketamine on the electroencephalograph. Anaesthesia 29:135
40. Slogoff S, Allen GW, Wessels JR, Cheney DH (1974) Clinical experience with subanesthetic ketamine. Anesth Analg 53:354
41. Stephen H, Sonntag H, Schenk HD, Kettler D, Khambatta HJ (1986) Effects of propofol on cardiovascular dynamics, myocardial blood flow and myocardial metabolism in patients with coronary artery disease. Br J Anaesth 48:969
42. Suttmann H, Doenicke A, Kugler J, Laub M, Bretz C, Wörschhauser J, Elbertzhagen A, Wende C (1981) Diprivan – ein neues i.v. Hypnotikum. Eine pharmakologische Studie. In: Brückner JB, Hess W (Hrsg) ZAK 81 Berlin, Zusammenfassung der Vorträge. Enka, Berlin, S 183
43. Suttmann H, Juhl G (1988) Computergesteuerte Infusion. Anaesthesist 37:558
44. Suttmann H, Juhl G, Baur B, Morgenstern W, Doenicke A (1989) Visuelle EEG-Analyse zur Steuerung intravenöser Narkosen mit Propofol. Anaesthesist 38:180
45. Ulsamer B, Doenicke A, Laschat M (1986) Propofol im Vergleich zu Etomidat zur Narkoseeinleitung. Anaesthesist 35:535
46. Van Aken H, Meinshausen E, Prien T, Brüssel T, Heinecke A, Lawin P (1987) Der Einfluß von Fentanyl und endotrachealer Intubation auf die hämodynamischen Effekte der Anästhesieeinleitung mit Propofol/N₂O beim Menschen. In: Doenicke A, Frey P (Hrsg) ZAK München, Bd 2, Disoprivan. Springer, Berlin Heidelberg New York, S 13
47. Wieber J, Gugler R, Hengstmann JH, Dengler HJ (1975) Pharmacokinetics of ketamine in man. Anaesthesist 24:260

Ketamin/Midazolam und thorakale Periduralanästhesie bei kolorektalen Eingriffen (Pilotstudie)

F. Wagner

In einer offenen prospektiven Studie wird die Eignung von Ketamin plus Midazolam (10:1) zur Kombination mit einer thorakalen Periduralanästhesie als „balancierte Anästhesie" bei elektiven Dickdarmeingriffen überprüft.

Patienten und Methodik

Die Studie umfaßt 20 Patienten: konsekutiv aufgenommene deutschsprachige Personen beiderlei Geschlechts im Alter von 36–80 Jahren mit folgenden Daten:

Gruppe 1 (n = 10)

Alter (Jahre):	69	±	11
Körpergröße (cm):	165	±	9
Körpergewicht (kg):	69	±	13
Broca-Index:	1,22 ±		0,12
Anästhesiedauer (min):	156,1	±	18,3
Blutverlust (ml):	1035		±578
Geschlecht:	♂ 4, ♀6		

Gruppe 2 (n = 9)

Alter (Jahre)	58	±	11
Körpergröße (cm):	171	±	10
Körpergewicht (kg):	77	±	21
Broca-Index:	1,21 ±		0,18
Anästhesiedauer (min):	159,9	±	30,3
Blutverlust (ml):	1477		±1313
Geschlecht:	♂ 5, ♀ 4		

Es besteht kein Unterschied zwischen den Gruppen hinsichtlich Vorerkrankungen und Vormedikation.

Die Patienten mußten sich einem elektiven Dickdarmeingriff unterziehen. Folgende Übersichten zeigen eine Aufschlüsselung der Eingriffe:

Gruppe 1 (n = 10):

Enteroanastomose: 1
Transversosigmoidostomie: 1
Transversorektostomie: 1
Deszendosigmoidostomie: 2
Deszendorektostomie: 3
Sigmoidorektostomie: 2

Gruppe 2 (n = 9):

Ileotransversostomie: 1
Ileosigmoidostomie: 2
Transversosigmoidostomie: 2
Descendorectostomie: 3
endständige Descendenscolostomie: 1

Von einem Patienten konnten wegen notfallbedingter Abwesenheit des Prüfarztes keine weiteren Daten gewonnen werden, so daß er aus der Studie ausschied.

Nicht aufgenommen in die Studie wurden Patienten mit einem RR über 180 mm Hg (syst.)/100 mm Hg (diast.), instabiler Angina pectoris, Gerinnungsstörung, mangelnder Kooperation, Schwangerschaft, Drogenabhängigkeit oder Polytoxikomanie, sowie bei bekannter Allergie gegen eine der verwandten Substanzen. Alle Patienten stimmten der Teilnahme an der Studie am Vortage zu.

Nach Prämedikation mit 2,5–7,5 mg Midazolam und 0,5 mg Atropin i. m. wurde zunächst ein thorakaler Periduralkatheter gelegt (Th 11/12 bis Th 6/7 und mit

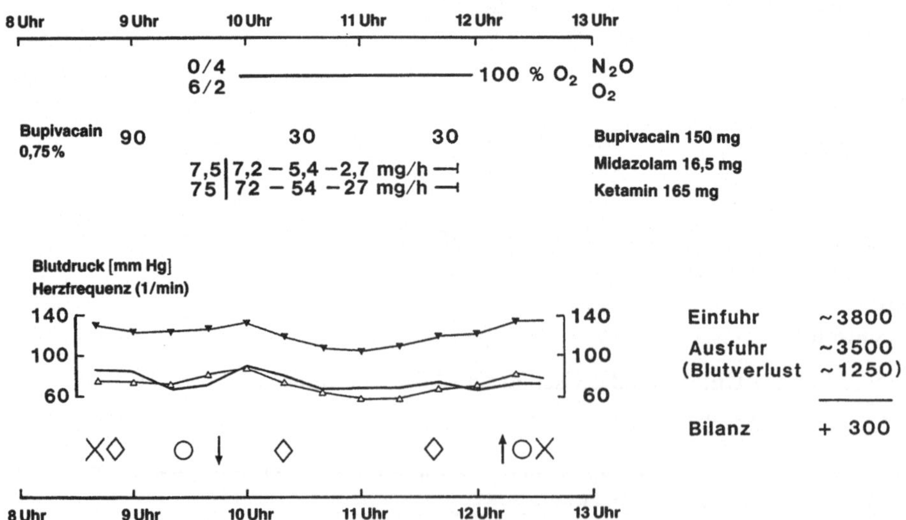

Abb. 1. Schematische Darstellung des Anästhesieverlaufs (Mittelwerte, n = 19). X–X Ein-/Ausschleusen des Patienten, ◊ Anlegen/Beschicken des Periduralkatheters, O–O Zeit im Operationssaal, ↓–↑ Intubation – Extubation

Tabelle 1. Änderung der Ketamindosis im Verlauf der Anästhesie

Ketamin	Gruppe 1 (n = 10)	Gruppe 2 (n = 9)
Initialdosis (mg)	90,50 ± 27,23	75,56 ± 15,50
Initialdosis (mg/kg KG)	1,24 ± 0,19	1,05 ± 0,09
Dosis über Perfusor (mg/h)	48,13 ± 10,33	26,66 ± 7,99
Dosis über Perfusor (mg/kg KG/h)	0,66 ± 0,11	0,37 ± 0,04
Initiale Perfusordosis (mg/kg KG/h)	1,07 ± 0,26	0,44 ± 0,12
Endperfusordosis (mg/kg KG/h)	0,47 ± 0,18	0,28 ± 0,09

Tabelle 2. Änderung der Midazolamdosis im Verlauf der Anästhesie

Midazolam	Gruppe 1 (n = 10)	Gruppe 2 (n = 9)
Initialdosis (mg)	8,25 ± 2,06	7,56 ± 1,55
Initialdosis (mg/kg KG)	0,11 ± 0,02	0,10 ± 0,01
Dosis über Perfusor (mg/h)	4,81 ± 1,33	2,67 ± 0,80
Dosis über Perfusor (mg/kg KG/h)	0,066 ± 0,011	0,037 ± 0,004
Andere (Gesamtsosis)		
Bupivacain (ml)	19,60 ± 4,40	20,56 ± 1,67
Pancuronium (mg)	7,20 ± 1,64	7,17 ± 1,52

8–12 ml Bupivacain 0,75% beschickt, im Abstand von 70–90 min wurden jeweils 3–5 ml nachgespritzt. Kraniale Ausdehnung und Qualität der Blockade wurden nach 30 min überprüft und danach die Allgemeinanästhesie eingeleitet:

Zur Präkurarisierung wurde Pancuronium 1 mg gegeben anschließend 0,1–0,15 mg Midazolam/kg KG langsam i. v. injiziert. Nach 3 min wurden 1–1,5 mg Ketamin/kg KG gegeben und nach Präoxigenierung und Oberflächenanästhesie von Kehlkopf und Trachea mit Xylocain unter Succinylcholin 1–1,5 mg/kg KG intubiert.

Zur Operation wurden die Patienten mit 0,1 mg Pancuronium/kg KG relaxiert und mit N_2O/O_2 im Verhältnis 2:1 beatmet (endexspiratorischer CO_2-Druck von 35–40 mm Hg). Nach der Intubation wurde der Ketamin-Midazolam-Perfusor auf ca. 1 mg Ketamin/kg KG/h eingestellt, die Dosis konnte im weiteren Verlauf reduziert werden (Abb. 1), deshalb wurde im 2. Teil der Studie die initiale Erhaltungsdosis halbiert (Tabelle 1 und 2).

Die Kreislaufparameter (Abb. 2a, b) wurden in 5minütigem Abstand protokolliert, Qualität von Analgesie und Sedierung im halbstündigen Abstand. Der Perfusor mit Ketamin/Midazolam wurde bei Beginn der Peritonealnaht abgestellt und der Zeitraum bis zur Extubation sowie bis zu Ansprechbarkeit des Patienten dokumentiert:

(Angegeben ist die Zeit in Minuten nach Abstellen des Ketanest-Midazolam-Perfusors.)

Gruppe 1 (n = 10):		*Gruppe 2* (n = 9):	
Extubation:	24,9 ± 9,3,	Extubation:	25,9 ± 7,8,
einfache Befehle:	32,6 ± 13,7,	einfache Befehle:	29,1 ± 8,2,
Orientierung:	44,0 ± 26,5.	Orientierung:	45,9 ± 26,7.

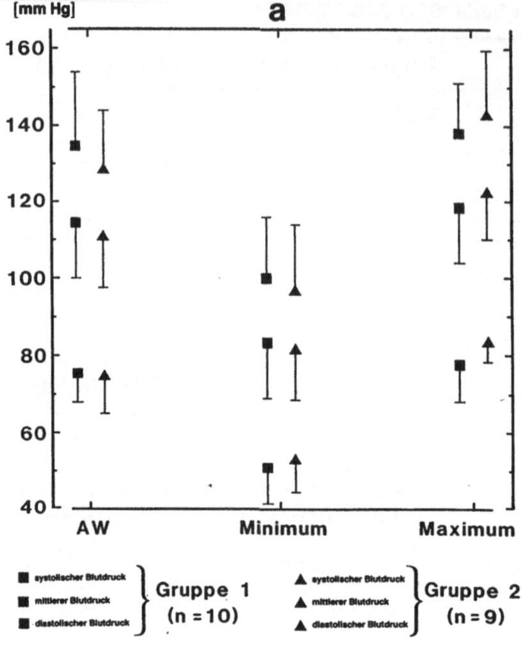

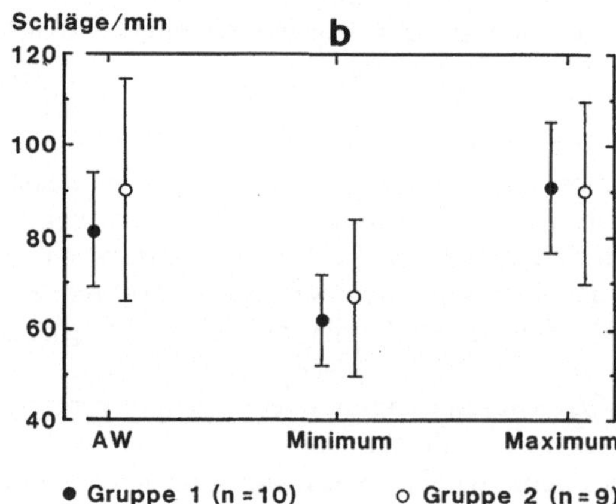

Abb. 2a, b. Kreislaufverhalten: **a** arterieller Blutdruck, **b** Herzfrequenz

Zwischen dem 1. und 3. postoperativen Tag wurde der Patient bezüglich intraoperativer Amnesie und Akzeptanz des Anästhesieverfahrens befragt, Nebenwirkungen wurden bei Auftreten dokumentiert:

Postoperative Hypersalivation: 3 Patienten,
Hang-over: 2 Patienten,
Übelkeit, Erbrechen: 1 Patient.

Statistik

Da es sich hier um eine Pilotstudie mit Dosisfindung handelt und die Patienten erst retrospektiv in 2 Gruppen geteilt wurden, war eine über das Deskriptive hinausgehende Statistik nicht möglich.

Ergebnisse

Die Kombination von Ketamin und Midazolam erwies sich in dieser Studie als effektiv, sicher und gut geeignet zur Supplementierung im Rahmen einer balancierten Anästhesie mit thorakaler Periduralanästhesie und Beatmung der Patienten mit Lachgas/Sauerstoff. Es bestand vollständige Amnesie für den Eingriff, und die Patientenakzeptanz war ausgezeichnet, sowohl bezüglich der Periduralanästhesie als auch in bezug auf die Analgosedierung mit Ketamin/Midazolam.

Die initiale Analgesiehöhe von durchschnittlich Th 3 (Th 1–Th 6) war bei stichprobenartigen Kontrollen am Ende des Eingriffs nur unwesentlich in Regression, meist wurde noch Th 4/5 erreicht.

Dosierung

Bereits nach den ersten Eingriffen zeigte sich, daß eine Erhaltungsdosis mit 1 mg Ketamin/kg KG und 0,1 mg Midazolam/kg KG deutlich zu hoch war, so daß im 2. Teil der Studie die initiale Erhaltungsdosis halbiert wurde. Hieraus ergibt sich dann die retrospektive Aufteilung der Patienten in 2 Gruppen. In Abb. 3a, werden die simulierten Ketaminblutspiegel für 2 in jeder Hinsicht vergleichbare Patienten der jeweiligen Gruppe dargestellt.

Kreislaufverhalten

Beide Gruppen zeigen ein insgesamt stabiles Kreislaufverhalten: Bei keinem Patienten kam es zu einer hypertonen Antwort auf die Intubation, intraoperativ sank der RR im Mittel von 130 mmHg systolisch auf 100 mmHg und die Herzfrequenz von 85 auf 65/min, um bei Operationsende annähernd wieder Ausgangswerte zu erreichen. Der einzige Patient mit einem RR-Abfall unter 80 mmHg (72/36) findet sich in Gruppe 2, die auch den deutlich größeren Blutverlust aufweist. Insgesamt aber unterscheiden sich die beiden Gruppen in ihrem Kreislaufverhalten nicht wesentlich (s. Abb. 2).

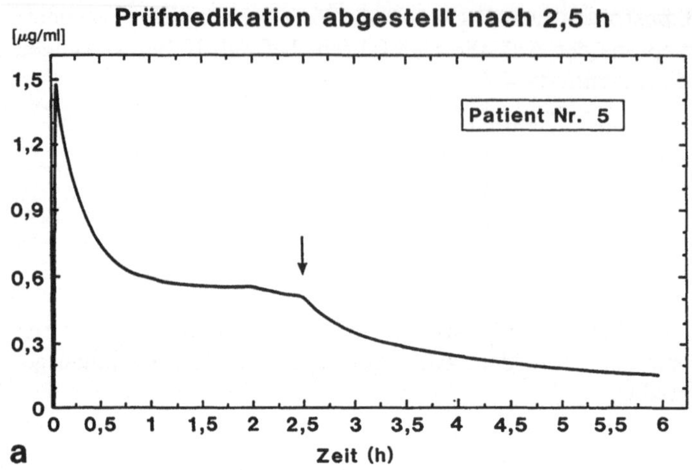

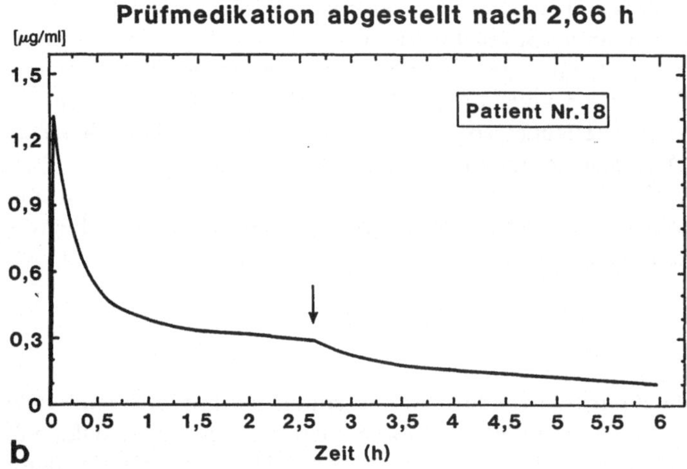

Abb. 3a, b. Ketaminblutspiegelsimulation: **a** Patient Nr. 5 aus Gruppe 1, **b** Patient Nr. 18 aus Gruppe 2

Aufwachverhalten

Alle Patienten konnten innerhalb von 5 min nach der letzten Hautnaht und Übergang auf Spontanatmung mit 100% O_2 extubiert werden, im Schnitt war dies 25 min nach Abstellen des Ketamin-Midazolam-Perfusors der Fall. Nach weiteren ca. 5–7 min konnten die Patienten auf Aufforderung die Augen öffnen und die Zunge herausstrecken.

Deutlich länger (bis 115 min) dauerte es dann, bei größeren interindividuellen Unterschieden, bis die Patienten ihr Geburtsdatum artikulieren konnten.

Nebenwirkungen

Abgesehen von den oben beschriebenen Kreislaufveränderungen traten nur wenige Nebenwirkungen auf, bei einer Patientin mußte die postoperative Hypersalivation mit Atropin s.c. behandelt werden. Kein Patient konnte von Träumen berichten, Pseudohalluzinationen oder motorische Unruhe wurden nicht beobachtet.

Diskussion

Ketamin ist nun 25 Jahre alt und wurde schon bald auch als Adjuvans bei Regionalanästhesien eingesetzt, zunächst als Monoanästhetikum und häufig (auch in Kombination mit Benzodiazepinen) in einer Dosierung um/bis 1 mg/kg KG [8, 17, 21, 24, 26].

Zur Dosierung

1 mg/kg KG ist auch eine Dosierung, welche bei Vorgabe eines Benzodiazepins zur Narkoseeinleitung gewählt wird [11, 14, 26]. In der Literatur finden sich Angaben für die Erhaltungsdosis von bis über 1 mg Ketamin/kg KG/h [1, 3, 7, 13, 15, 16, 18].

Hier wurde zunächst eine mittlere Dosierung von 1/mg Ketamin/kg KG/h mit Midazolam 1:10 gewählt, in der Annahme, die Dosierung zurücknehmen zu können, ähnlich der von Sher [20] beschriebenen Technik der Dosishalbierung alle 30–40 min. Aufgrund der vorliegenden Daten muß man annehmen, daß im Einzelfall eine weitere Dosisreduktion, möglicherweise bis zu der von Cirota [4] angegebenen Dosierung von 0,2 mg/kg KG/h angebracht sein wird, evtl. auch eine Reduktion des Midazolamanteils im Hinblick auf das Aufwachverhalten (s. unten).

Zum Kreislaufverhalten

Benzodiazepine [14, 22, 28], insbesondere das Midazolam [9, 14, 24, 27], sind in der Lage, eine durch Ketamin bedingte Kreislaufstimulation [2, 17, 23] mit Hypertonie zu verhindern. Schulte-Steinberg u. Reimann [19] weisen in ihrer Übersichtsarbeit darauf hin, daß bei einer Ketamindosierung von 0,2–1 mg/kg KG i.v. eine Dosisabhängigkeit der Herz-Kreislauf-Veränderungen beobachtet wird. Diese lange bekannten Fakten werden durch die vorliegenden Daten voll bestätigt, insbesondere durch das praktisch vollständige Fehlen kreislaufstimulatorischer Effekte unter Periduralanästhesie, worauf Piroelle et al. [17] und White [26] bereits hinwiesen.

Hypotone Kreislaufsituationen konnten bei dieser Studie in allen Fällen auf die Sympathikusblockade nach Beschickung des Periduralkatheters und/oder eine stärkere Blutung zurückgeführt werden, d. h. die hier vorgestellte „Low-dose"-Kombination ist bezüglich des Kreislaufverhaltens praktisch „inert".

Zum Aufwachverhalten

Podlesch [18] und Dähn [5] haben bereits darauf hingewiesen, daß bei Eingriffen von über 1 h Dauer unter Ketamin/Midazolam mit einer verzögerten Aufwachphase zu rechnen ist. Die hier gefundenen Zeiten stimmen gut mit den von Dick [6], Kreuscher [12], und Tolksdorf [25] angegebenen ca. 30 min überein, wobei Kreuscher in diesem Zusammenhang bereits einen geringeren Midazolamanteil favorisiert.

Der relativ hohe Midazolamanteil kann möglicherweise auch erklären, daß trotz deutlich unterschiedlicher Dosierung und entsprechend unterschiedlichen (simulierten!) Blutspiegeln (s. Abb. 3a und b) das Aufwachverhalten in den beiden Gruppen praktisch keinen Unterschied zeigt.

Nach Ghoneim et al. [10] ist nach 0,5 mg Ketanest/kg KG noch bis zu 45–60 min nach Injektion mit Wiederfindungs- und Gedächtnisstörungen zu rechnen, was obige Angaben und die in dieser Studie gefundene verzögerte Orientierung mit Nennen des Geburtsdatums unterstreicht.

Zu den Nebenwirkungen:

Da Benzodiazepine nicht nur unerwünschte Kreislaufwirkungen des Ketamins, sondern auch Alpträume, Halluzinationen und andere psychische Störungen unterdrücken [9], konnte in diesem kleinen Kollektiv keine einzige derartige Nebenwirkungen beobachtet werden. Die in dieser Studie aufgetretenen Nebenwirkungen sind durchaus als Ketaminnebenwirkungen zu betrachten [24]; nach Langrehr [15] sollte allerdings eine Ketamindosis von 0,5 mg/kg · h bereits unterhalb der Schwelle unerwünschter Nebenwirkungen liegen.

, Insgesamt können die bei Tolksdorf in seiner Übersicht [24] genannten Zahlen von bis zu 100 % Patientenakzeptanz bestätigt werden.

Schlußfolgerungen

Die hier vorgestellte „Low-dose"-Ketamin-Midazolam-Kombination eignet sich zur Supplementierung bei Periduralanästhesien zu kolorektalen Eingriffen, sowohl wegen der praktisch fehlenden Beeinflussung des Kreislaufverhaltens, als auch wegen der übrigen relativ geringen Nebenwirkungen, was zu einer ausgezeichneten Patientenakzeptanz beiträgt.

Den relativen Einfluß der beiden Substanzen auf die verzögerte Aufwachphase, insbesondere bezüglich der Orientierung (Nennen des Geburtsdatums) zu erhellen, bleibt weiteren Untersuchungen mit möglicherweise niedrigeren Dosierungen vorbehalten.

Zusammenfassung

Zur Auswertung kommen die Daten von 10 Frauen und 9 Männern, die retrospektiv in 2 Gruppen unterteilt werden, welche sich bezüglich der Erhaltungsdosis Ketamin/ Midazolam deutlich unterscheiden: Die ersten 10 Patienten (Gruppe 1) erhielten 0,66 mg Ketamin/kg KG/h die anderen 9 Patienten (Gruppe 2) bekamen dann im Mittel nur noch 0,37 mg Ketamin/kg KG/h. Zwischen den beiden Gruppen besteht mit Ausnahme des Alters kein wesentlicher Unterschied bezüglich demographischer Daten, Operationsdauer, übriger Medikation oder intraoperativem Kreislaufverhalten, welches für beide Gruppen als recht stabil beschrieben werden kann, trotz des in Gruppe 2 deutlich größeren Blutverlustes.

Auch bezüglich des Aufwachverhaltens finden sich zwischen den beiden Gruppen keine wesentlichen Unterschiede: Die Patienten können ungefähr 25 min nach Abstellen des Ketamin-Midazolam-Perfusors extubiert werden, folgen nach weiteren 6 min verbalen Aufforderungen und sind ca. 20 min nach Extubation zur Person orientiert (nennen des Geburtsdatums).

Literatur

1. Adams HA, Biscoping J, Russ W, Bachmann B, Ratthey K, Hempelmann G (1988) Untersuchungen zur sedativ-analgetischen Medikation beatmungspflichtiger Intensivpatienten. Anaesthesist 37:268
2. Appel E, Dudziak R, Palm D, Wnuk A (1979) Sympathoneural and sympathoadrenal activation during ketamine anesthesia. Eur J Clin Pharmacol 16:91
3. Brost F, Tzanova I (1987) Postoperative Langzeit-Analgosedierung. Intensivbeh 12:57
4. Cirota N (1978) The long-term use of ketamine in subanaesthetic dosis for the burnt patient. S.A. Congress Summary of Scientific Programm, p 20
5. Dähn H, Podlesch I (1988) Benzodiazepin-Ketamin Kombinationsnarkosen. In: Tolksdorf W (Hrsg) Neue Aspekte in der Anaesthesie, Intensiv- und Notfallmedizin. Anaesthesiologie und Intensivmedizin, Bd 198. Springer, Berlin Heidelberg New York Tokyo, S 65
6. Dick W, Knoche E (1982) Untersuchungen zur Midazolam-Ketanest-Kombination für kurz- und längerdauernde Eingriffe. In: Langrehr D (Hrsg) Ketanest- und Benzodiazepin-Kombination in der Anästhesie. Perimed, Erlangen, S 51
7. Emrich O, Klose R, Steen M, Büttner J (1988) Ketamin in der Intensivmedizin – Analgosedierung mit der Low-dose-long-term-Ketamin/Midazolam-Kombination in kontinuierlicher Infusion. In: Tolksdorf W (Hrsg) Neue Aspekte in der Anaesthesie. Intensiv- und Notfallmedizin. Anaesthesiol Intensivmed, Bd 198. Springer, Berlin Heidelberg New York Tokyo, S 75
8. Erdemir H, Huber FC, Corssen G (1970) Dissociative anesthesia with ketamine: A suitable adjunct to epidural anesthesia. Anesth Analg 49:623
9. Funtan E, Hetzel W (1986) Kombination Midazolam/Ketamin zur Einleitung und Aufrechterhaltung von Narkosen bei kurzen, schmerzhaften Eingriffen. In: Bergmann H, Kramer H, Steinbereithner K (Hrsg) Beiträge zur Anaesthesiologie und Intensivmedizin, Bd. 17, S 64
10. Ghoneim MM, Hinrichs JV, Mewaldt SP, Petersen RC (1985) Ketamine: Behavioral effects of subanesthetic doses. J Clin Psychopharmacol 5:70
11. Jeretin S, Srnic S, Modhwadia D (1986) Ketamin/Flunitrazepam – eine alternative intravenöse Anaesthesie. Anaesthesist 35:616
12. Kreuscher H (1982) Fortschritte der Tranquanalgesie. In: Langrehr D (Hrsg) Ketanest- und Benzodiazepin-Kombination in der Anästhesie. (Workshop anläßlich des ZAK, Berlin 1981. Perimed-Fachbuch-Verlagsgesellschaft, Erlangen, S 67)

13. Kreuscher H (1984) Die kombinierte Anwendung von Midazolam mit Ketamin – Tranquanalgesie II. In: Götz E (Hrsg) Midazolam in der Anästhesiologie. Editiones Roche, Grenzach-Wyhlen
14. Langrehr D, Agoston S, Sia R (1984) Ataranalgesie, a review. Acta Anaesth Belg 35:165
15. Langrehr D, Miranda DR, Stoutenbeek CP, Zandstra DF, Saene HKF von (1986) Ketamin-Benzodiazepin-Kombination zur Sedierung von Intensivpatienten. In: Schulte am Esch J (Hrsg) Langzeitsedierung des Intensivpatienten. Zuckschwerdt, München, S 46
16. Pandit SK, Kothary SP, Kumar SM (1980) Low dose intravenous infusion technique with ketamine. Anaesthesia 35:669
17. Piroelle Y, Samii K, Viars P (1980) Association de l'anesthésie péridurale et de la kétamine. Anesth Anal Rean 37:13
18. Podlesch I, Dähn H (1986) Ataranalgetischen Kombination mit Ketamin und Midazolam – eine multizentrischen Studie. Fortschr Anaest 1:1
19. Schulte-Steinberg G, Reimann W (1988) Zur Pharmakodynamik Pharmakokinetik und Toxikologie der Monosubstanz. In: Tolksdorf W (Hrsg) Neue Aspekte in der Anaesthesie, Intensiv- und Notfallmedizin. Anaesthesiologie und Intensivmedizin Bd 198. Springer, Berlin Heidelberg New York Tokyo, S 1
20. Sher MH (1980) Low dose ketamine – A new technique. Anesth Intens Care 8:359
21. Szappanyos G, Gemperle M, Gemperle G (1969) The utilization of ketamine as an adjunct with spinal and epidural analgesia. In: Kreuscher H (Hrsg) Ketamine. Springer, Berlin Heidelberg New York, S 187
22. Tarnow J, Heß W (1979) Flunitrazepam-Vorbehandlung zur Vermeidung kardiovakulärer Nebenwirkungen von Ketamin. Anaesthesist 28:468
23. Tarnow J, Heß W, Schmidt D, Eberlein HJ (1979) Narkoseeinleitung bei Patienten mit koronarer Herzkrankheit: Flunitrazepam, Diazepam, Ketamin, Fentanyl. Anaesthesist 28:9
24. Tolksdorf W (1988) Ketamin: Von der Mononarkose zur Kombinationsnarkose. In: Tolksdorf W (Hrsg) Neue Aspekte in der Anaesthesie, Intensiv- und Notfallmedizin. Anaesthesiologie Intensivmedizin, Bd 198. Springer, Berlin Heidelberg New York Tokyo, S 27
25. Tolksdorf W, Reinhard F, Hartung M, Baumann S (1988) Vergleichende Untersuchung zu Wirkungen und Nebenwirkungen von Midazolam-Ketamin-Kombinationsnarkosen und einer Thiopental-induzierten Enfluran-Lachgas-Narkose für kleinere gynäkologische Eingriffe. In: Tolksdorf W (Hrsg) Neue Aspekte in der Anaesthesie, Intensiv- und Notfallmedizin. Anaesthesiologie Intensivmedizin, Bd 198. Springer, Berlin Heidelberg New York Tokyo, S 58
26. White PF, Way WL, Trevor AJ (1982) Ketamine – its pharmacology and therapeutic doses. Anesthesiology 56:119
27. White PF (1982) Comparative evaluation of intravenous agents for rapid sequence induction: Theopental, ketamine and midazolam. Anesthesiology 51:35
28. Zsigmond EK, Kothary SP, Kumar SM, Kelsch RC (1980) Counteraction of circulatory side effects of ketamine by pretreatment with diazepam. Clin Ther 3:28

Hochdosierte Ketamingabe im Endotoxinschock beim Schwein

K. H. Staubach, S. Roszinski, J. Weiss, G. Hohlbach, C. Weiss,
F. W. Schildberg

Einleitung

Trotz bedeutender diagnostisch-therapeutischer Fortschritte der letzten Jahre ist der septische Schock weiterhin mit einer hohen Letalität belastet. Die fast immer notwendige sedativ-analgetische Medikation von septischen Intensivpatienten hat infolge Nebenwirkungen einen nicht unerheblichen Einfluß auf die Funktion vieler Organe und nicht zuletzt auch auf die Prognose. Bereits zu Beginn des septischen Schocks, dessen auslösendes Agens nachweislich das in der Bakterienwand gramnegativer Bakterien lokalisierte Endotoxin ist, kann es zu Mikrozirkulationsstörungen kommen, die frühzeitig über das Auftreten eines Organversagens entscheiden. Zum septischen Schock kommt es wahrscheinlich nur nach einem massiven Anstieg des Endotoxins auf Konzentrationen im peripheren Blut von mehr als 1 µg/ml Plasma [12].

Fast alle Pharmaka für die Langzeit- bzw. Analgosedierung wirken kreislaufdepressiv und senken in unterschiedlichem Ausmaß den Blutdruck und/oder die Herzauswurfleistung. Ketamin hingegen hat einen kardiozirkulatorisch stabilisierenden Effekt. Nach seiner klinischen Einführung als Anästhetikum und Analgetikum wurde es als eine alternativ sedativ-analgetische Medikation beatmungspflichtiger Intensivpatienten zwar empfohlen [1, 8, 9, 11], jedoch wegen der erheblichen Druckerhöhungen im kleinen Kreislauf selten angewandt [6]. Seit zur Vermeidung psychotroper Effekte dieser Substanz Benzodiazepine gleichzeitig appliziert wurden (und hier eignete sich wegen der gleichen Halbwertszeit besonders das Midazolam [15]), konnte auch eine Abschwächung der negativen sympathomimetischen Effekte des Ketamins beobachtet werden [2, 9, 20]. Durch die gleichzeitige Applikation von Pancuronium [13, 22, 23] konnte auch ein Anstieg der Serumkatecholaminspiegel verhindert werden.

Die vorliegende experimentelle Untersuchungsreihe wurde durchgeführt, um den Einfluß der bei uns am häufigsten benutzten Routinemedikation aus Fentanyl, Flunitrazepam und Pancuronium auf das kardiorespiratorische System und nicht zuletzt auf die Prognose im Endotoxinschock mit einem Therapieschema aus Ketamin, Midazolam-Pancuronium zu beurteilen.

Material und Methode

Norddeutsche Hausschweine (n = 17) mit einem Durchschnittsgewicht von 26 ± 2,0 kg erhielten eine kontinuierliche Endotoxininfusion (Salmonella abortus equi H 1187) von 7,5 µg/kg KG/h. Weiterhin erhielten alle ein Infusionsregime mit 2 ml Intrafusin/kg KG/h. Die Narkose wurde bei allen Tieren mit 10 mg Ketanest/kg KG eingeleitet und nach Durchführung einer Tracheotomie und maschinellen Beatmung (F_IO_2: 0,3; AMV: 20 ml/kg KG) in Gruppe II (n = 8) mit Fentanyl (0,2 mg/kg KG/h), Flunitrazepam (0,2 mg/kg KG/h) und Pancuronium (0,1 mg/kg KG/h) fortgesetzt.

Gruppe I (n = 9) erhielt als Analgosedierung eine Kombination aus Ketamin (8 mg/kg KG/h), Midazolam (2,0 mg/kg KG/h) und Pancuronium (0,1 mg/kg KG/h). Ein 8-gg.-Swan-Ganz-Thermodilutionskatheter wurde über die rechte V. jugularis externa in die Pulmonalarterie eingeschwemmt und ein arterieller 5-gg.-Thermodilutionskatheter in die linke femoralis communis eingeführt. Über letzteren wurde der mittlere arterielle Blutdruck (MAP), die Körperkerntemperatur (°C), das Herzzeitvolumen (HZV), das extravaskuläre Lungenwasser (EVLW) gemessen und die Blutproben für Blutgasanalyse und Laborchemie entnommen. Über den Swan-Ganz-Katheter wurde der pulmonale Kapillarverschlußdruck (PCWP) sowie die Pulmonalisdrücke und Blutproben zur Bestimmung der gemischt-venösen Sättigung (SVO_2) gewonnen. Die Sauerstoffpartialdruckverteilung im M. quadrizeps femoris (pO_2-Histogramme) wurde mit pO_2-Feinnadelsonden (GMS mbH) und einem Gewebe-pO_2-Histographen nach der Methode von Fleckenstein u. Weiß [12] gemessen. Zur Messung wurde eine im Durchmesser 0,0125 mm große Sonde im Muskel pilgerschrittartig von einem Schrittmanipulator im 1,5-s-Takt vorgeschoben. Die Positionen der Sondenspitze im Muskelgewebe waren zufällig und umfaßten einen ca. 3 cm^2 großen kegelförmigen Gewebeabschnitt. Nach jedem Histogramm wurden eine Zwischeneichung zur Ermittlung der Sondendrift durchgeführt. Die Messung von 200 lokalen pO_2-Werten erfolgte in etwa 6–8 min. Aus den pO_2-Meßdaten jedes pO_2-Histogramms wurden der mittlere Muskel-pO_2 berechnet.

Ergebnisse

Letalität

Die Gesamtletalität der mit Fentanyl sedierten Tiere lag nach einem Beobachtungszeitraum von 6 h bei 50%. In dieser Zeitspanne kam kein Tier der mit Ketamin behandelten Tiere zu Tode (Abb. 1).

Hämodynamik

Mittlerer arterieller Druck (MAP): Der Blutdruck in der Ketamingruppe lag nach Präparation bereits mehr als 20% über den Werten der Fentanylgruppe. Diese Werte blieben bis 30 min nach Endotoxinapplikation auf diesem Niveau. Danach kam es zu einem kontinuierlichen Abfall des Blutdrucks in beiden Gruppen bis zur 2. Stunde,

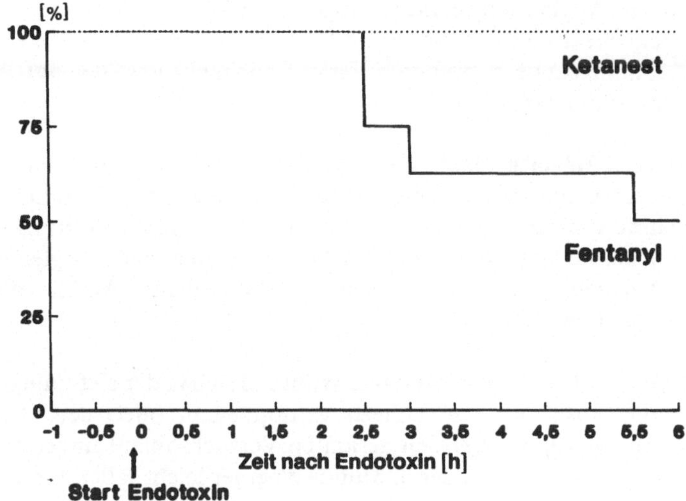

Abb. 1. Darstellung der Überlebensrate im Beobachtungsintervall

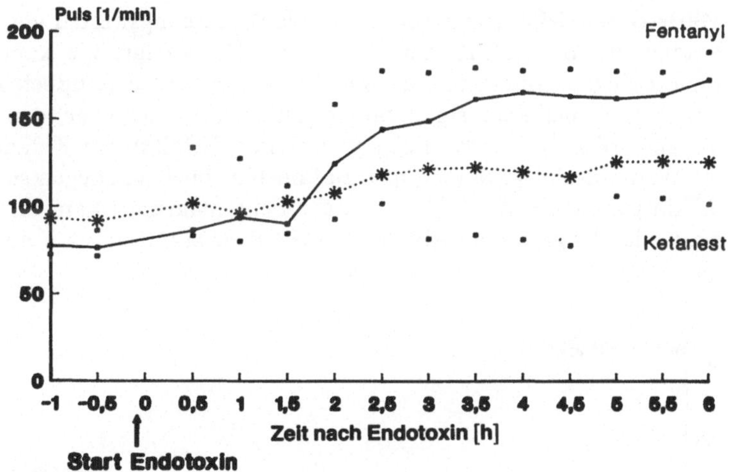

Abb. 2. Das Verhalten der Herzfrequenz beider Gruppen während der Beobachtungsperiode

wobei tendentiell die Werte der Ketamingruppe immer über denen der Fentanylgruppe lagen. Danach kam es in der Ketamingrupe zu einer 10%igen Blutdrucksteigerung, die sich kontinuierlich ab der 4. Stunde auf ungefähr 40% über denen der Fentanylgruppe bei Versuchsende erhöhte.

In der letztgenannten Gruppe blieben die Blutdruckwerte nach der 2. Stunde nahezu stabil bei subkritischen Werten um 50 mm Hg.

Herzfrequenz: Die Herzfrequenz lag bei Versuchsbeginn in der Ketamingruppe 10% über jener der Fentanylgruppe. Eine Stunde nach Endotoxinapplikation kam es zu einem Angleichen beider Gruppen, woraufhin letztere einen kontinuierlichen Frequenzanstieg auf Werte von 173/min nach 6 h entwickelte, während dieser in der Ketamingruppe im weiteren Verlauf nur mehr um 30% auf Werte von 126/min zu beobachten war (Abb. 2).

Herzzeitvolumen: Nach Ausgangswerten von 3,6 l/min in der Ketamingruppe kam es mit Ausnahme eines leichten Abfalls auf Werte von 2,9 l/min nach 1 h Beobachtungszeitraum zu einer nahezu unveränderten Herzauswurfleistung während des gesamten Versuchsablaufs. In der Fentanylgruppe kam es nach Angleichung der Werte nach 1 h Versuchgszeitraum zu einem kontinuierlichen Abfall von über 30% bis zum Versuchsende.

Systemischer Gefäßwiderstand: Während sich in der Ketamingruppe in den ersten 1,5 h die Ausgangswerte nahezu verdoppelten, blieb der Gefäßwiderstand in der Fentanylgruppe über den gesamten Versuchsablauf unverändert. In der Ketamingruppe kam es nach der 3. Stunde zu einer leicht fallenden Tendenz.

Lungenfunktion

Mittlerer arterieller Pulmonalisdruck: Nach Ausgangswerten von 14 mm Hg in der Ketamingruppe und 10 mm Hg in der Fentanylgruppe kam es 30 min nach Endotoxingabe zu einem massiven Anstieg in beiden Gruppen auf Werte über 30 mm Hg, wobei kein signifikanter Unterschied zwischen den beiden Gruppen bestand. Während es dann zu einem steilen Abfall in der Ketamingrupe kam und die Werte bis zur 4. Stunde nahezu konstant blieben, stiegen sie zum Versuchsende hin wieder um ca. 20% an. In der Fentanylgruppe kam es zunächst zu einem wesentlich langsameren Abfall des MPAP, er lag nach 3,5 h auf gleichem Niveau

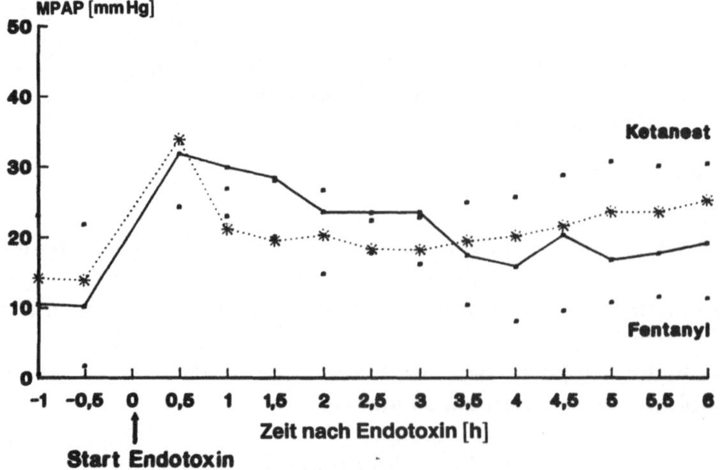

Abb. 3 Verlaufskurven des mittleren pulmonalarteriellen Druckes im Beobachtungsintervall

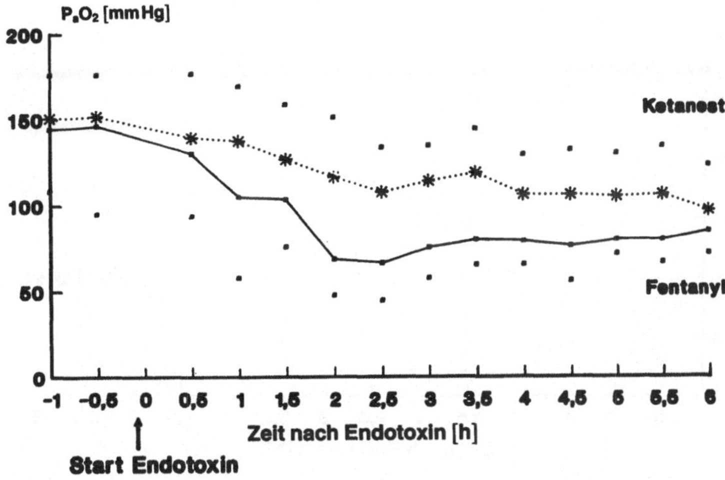

Abb. 4 Das Verhalten des arteriellen Sauerstoffpartialdrucks während des Versuchsablaufes

wie in der Ketamingruppe und blieb dann konstant bis zum Versuchsende (Abb. 3).

Arterieller Sauerstoffpartialdruck: In der Fentanylgruppe kam es bereits 2 h nach Endotoxinapplikation zu einem mehr als 50%-igen Abfall des p_aO_2, um gegen Ende des Versuchszeitraums wieder leicht anzusteigen. In der Ketamingruppe kam es nach 2 h zu einem Abfall von lediglich 25%, um sich dann auf diesem Niveau zu stabilisieren (Abb. 4).

Gemischt-venöse O$_2$-Sättigung: Ähnlich dem p_aO_2 kam es ab der 2. Stunde zu einem starken Abfall des SVO_2 in der Fentanylgruppe um ca. 30%. In der Ketamingruppe kam es während des gleichen Meßzeitraums zu kaum einer Veränderung. Erst danach zeigte diese Gruppe bis zum Versuchsende einen insgesamt 20%igen Abfall des SVO_2. In der Fentanylgruppe kam es während der letzten 4 Versuchsstunden zu einem zusätzlichen 10%igen Abfall des SVO_2.

Muskelsauerstoffpartialdruck (M_pO_2)

Nach Ausgangswerten von 25 mmHg bzw. 27,4 mm Hg kam es in der Fentanylgruppe bereits 20 min nach Endotoxingabe zu einem Abfall auf Werte um 50%, während dies in der Ketamngruppe erst nach 1,5 h der Fall war. Nach der 2. Versuchsstunde kam es in beiden Gruppen zu einer Erholung des M_pO_2 auf Werte um 20 mm Hg in der Ketamingruppe und Werte um 14 mm Hg in der Fentanylgruppe. Nach einem Versuchszeitraum von 5,5 h kam es dann zu einer Angleichung beider Gruppen bis zum Versuchsende (Abb. 5).

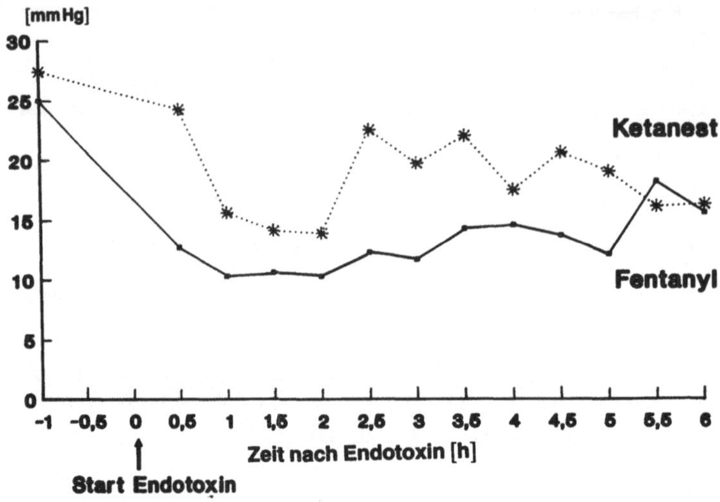

Abb. 5 Verlaufskurven des mittleren Muskelsauerstoffpartialdruckes im M. quadriceps femoris im Beobachtungsintervall

Diskussion

Als herausragendes Ergebnis dieser Studie kann die 50% höhere Überlebensrate der Ketamingruppe gewertet werden. Die Tatsache, daß Anästhetika den Schockverlauf entscheidend beeinflussen können, ist lange bekannt. Dabei scheint ein intaktes sympathisches Nervensystem von entscheidender Bedeutung zu sein. Chien [3] konnte an wachen Hunden im hämorrhagischen Schock zeigen, daß ein intaktes sympathisches Nervensystem die Überlebensrate signifikant erhöhen konnte. Durch die Applikation von Katecholaminen allein zur Erhöhung der sympathikadrenalen Aktivität konnte von Hakestian [7] und Close et al. [4] jedoch keine Lebensverlängerung und insbesondere keine höhere Überlebensrate erzielt werden.

Zum Schock kommt es i. allg. dann, wenn durch Verschlechterung der Herzleistung, Verkleinerung des Blutvolumens und Vergrößerung des Intravaskulärraumes bzw. die Kombination dieser Faktoren eine inadäquate Perfusion vitaler Organe eintritt. Die Hypotension im Endotoxinschock wird ausgelöst durch einen kritischen Abfall des peripheren Widerstands, der auch durch eine zumindest vorübergehende Steigerung des HZV nicht lange kompensiert werden kann. Langnecker u. Sturgill [10], die mit Hilfe einer Ketaminanästhesie im Vergleich zu 3 anderen Anästhesieverfahren eine hochsignifikante Überlebensverlängerung fanden, postulierten nicht nur eine ketamininduzierte hohe sympathikoadrenale Aktivität, sondern auch eine ausgeglichenere regionale Perfusion mit Angleichung des Sauerstoffangebots an den Sauerstoffbedarf.

Insbesondere im Splanchnikusgebiet, so meinen sie, kommt es entweder durch ein höheres O_2-Angebot bzw. durch erniedrigten O_2-Verbrauch zu einem weniger ausgeprägten ischämischen Schaden. Während unseres Endotoxinschocks kam es in der Tat in der Ketamingruppe zu einer wesentlich ausgeglicheneren Sauerstoffpartialdruckverteilung im Muskel, was zu Beginn des Schocks besonders deutlich zu erkennen war und nicht zuletzt für die hohe Letalität in der Fentanylgruppe führte. Während sich der Gefäßwiderstand in der letztgenannten Gruppe über den gesamtem Beobachtungszeitraum nicht veränderte, kam es in der Ketamingruppe in den ersten 1,5 h zu einer Steigerung auf fast das Doppelte der Ausgangswerte. Zu einer Abnahme des peripheren Widerstands führen auch die in fast allen Analgosedierungsregimen angewandten Benzodiazepine [16]. In der Endotoxinämie kann es durch die Potenzierung dieser dem Endotoxin spezifischen Wirkung infolge Dämpfung des adrenergen Systems [14] zu kritischen Zuständen kommen. Dieser additiv-hämodynamisch ungünstige Effekt ist durch die Applikation von Ketamin zumindest abgeschwächt, da es – wie oben gezeigt – wahrscheinlich infolge eines zentralen sympathikotonen Mechanismus [18] zum Anstieg des peripheren Widerstands mit Erhöhung des arteriellen, aber auch der Drücke im kleinen Kreislauf kommt. Als Monoanästhetikum war letzter Effekt so stark ausgeprägt, daß Ketamin lange als nicht ungefährlich angesehen wurde. Hier scheint die Kombination mit Benzodiazepinen, wobei dem Midazolam wegen der gleichen Halbwertszeit der Vorzug zu geben ist, die überschießende kardiovaskuläre Reaktion abzuschwächen [19].

Eine interessante Beobachtung konnten Wang u. Jenkins [21] in einer Untersuchung an Katzen im hypovolämischen Schock im Gegensatz zum Endotoxinschock finden. Während im hypovolämischen Schock lediglich der Blutdruck durch Ketamin günstig beeinflußt werden konnte, wurde im Endotoxinschock zusätzlich eine höhere Herzauswurfleistung bewirkt. Die letzte Aussage konnten wir zwar nicht bestätigen, ein Abfall des HZV konnte jedoch verhindert und ein leichter Anstieg des Blutdrucks gegen Ende des Beobachtungszeitraums gefunden werden.

Zusammenfassend kann gesagt werden, daß die Kombination von hochdosiertem Ketamin mit Midazolam und Pancuronium den Verlauf des experimentellen Endotoxinschocks im Vergleich zur gekoppelten Applikation von Fentanyl, Flunitrazepam und Pancuronium verbessert und insbesondere die Überlebensrate hochsignifikant gesteigert hat.

Zusammenfassung

In einer tierexperimentellen Studie wurde an einem Schweinemodell der Einfluß zweier unterschiedlicher Analgosedierungsregime auf den Verlauf des Endotoxinschocks beobachtet.

Alle Tiere erhielten eine kontinuierliche Endotoxininfusion von 7,5 µg/kg KG/h über einen Beobachtungszeitraum von 6 h. 9 Tiere (Gruppe I) erhielten als Analgosedierung eine Kombination aus 12 mg Ketamin/kg KG/h, 1 mg Midazolam/kg KG/h und 0,1 mg Pancuronium/kg KG/h. 8 Tiere (Gruppe II) wurden mit 0,2 mg Fentanyl/kg KG/h, 0,2 mg Flunitrazepam/kg KG/h und 0,1 mg Pancuronium/kg KG/h sediert. Über einen Swan-Ganz-Thermodilutionskatheter sowie einen arteriellen Lungenwasserthermodilutionskatheter wurden sämtliche hämodynamischen Parameter mit Hilfe eines Lungenwassercomputers erhoben. Die Sauerstoffpartialdruckverteilung im M. quadrizeps femoris wurde mit pO_2-Feinnadelsonden und einem Gewebe-pO_2-Histographen nach der Methode von Fleckenstein und Weiss gemessen.

62   K. H. Staubach et al.

Herausragendes Ergebnis war eine Gesamtletalität von 50% der mit Fentanyl sedierten Gruppe nach 6 h, während im gleichen Zeitraum kein Tier der mit Ketamin behandelten Gruppe zu Tode kam. Dies muß als Folge der wesentlich günstigeren Hämodynamik der letztgenannten Gruppe gewertet werden: Die Herzfrequenz lag signifikant unter der der Gruppe II, das HZV blieb nahezu unverändert, während es in Gruppe II um $^1/_3$ abfiel. Der arterielle Blutdruck fiel anfänglich deutlich weniger ab und stieg im Gegensatz zu Gruppe II gegen Versuchsende leicht an. Bei der pulmonalen Hämodynamik gab es keine signifikanten Unterschiede zwischen beiden Gruppen. Der arterielle Sauerstoffpartialdruck fiel in Gruppe I um $^1/_4$ und in Gruppe II um die Hälfte ab, einen entsprechenden Verlauf zeigte auch die gemischt-venöse Sättigung. Noch deutlicher ausgeprägt waren jedoch die Unterschiede beim Muskelsauerstoffpartialdruck (M_pO_2), wo es bei der Gruppe II bereits nach 20 min zu einem Abfall um die Hälfte kam, während dies in Gruppe I erst nach 1,5 h der Fall war. Nach der 2. Stunde kam es zu einer gewissen Erholung des M_pO_2 auf Werte um 20 mm Hg in Gruppe I und 14 mm Hg in Gruppe II. Gegen Ende des Versuchs kam es jedoch zu einer Angleichung beider Gruppen bis zum Versuchsende.

Zusammenfassend muß die Kombination Ketamin/Midazolam und Pancuronium im Endotoxinschock als eine kardiorespiratorisch vorteilhafte Analgosedierung angesehen werden.

Literatur

1. Bause HW, Beck H, Doehn U (1981) Kreislaufverhalten nach geringen Fentanyldosen bei Intensivpatienten. (Zentraleropäischer Anästhesiekongreß, Berlin, 15.–19.09).
2. Brost F, Tzanova J (1987) Postoperative Langzeit-Analgoseierung. Intensivbeh 12:57–62
3. Chien S (1964) Role of sympathetic nervous system in surviving acute hemorrhage. Am J Physiol 206:21–24
4. Close AS, Wagner JA, Kloehn RA et al. (1957) The effect of norepiphrine on survival in experimental acute hemorrhagic hypotension. Surg. Forum 8:22–26
5. Fleckenstein W, Heinrich R, Kersting T, Schomerus H, Weiss C (1989) A new method for the bedside recording of tissue pO$_2$ histograms. Verh Dtsch Ges Inn Med 90:666–670
6. Gassner S, Cohen M, Aygen M, Levy E, Ventura E, Shasdi J (1974) The effect of ketamine in pulmonary artery pressure, an experimental and clinical study. Anaesthesia 29:141–146
7. Hakstian RW, Hampson LG, Gurd FN (1961) Pharmacologic agents in experimental hemorrhagic shock – a controlled comparison of treatment with hydrazine, hydrocortison and levasternol. Arch Surg 83:335–346
8. Ito Y, Ichuyanagi K (1974) Post-operative pain relief with ketamine infusion. Anaesthesia 29:222–226
9. Kurth M (1983) Anästhesie und Analgosedierung mit Ketamin bei Patienten einer Intensivstation. Anästh Intensivmed 24:270–272
10. Langnecker DE, Sturgill BC (1976) Influence of anesthetic agent on survival following hemorrhage. Anesthesiology 45:516–521
11. Langrehr D, Miranda DR, Stoutenbeek CP, Zandstra DF, Saene HKF van (1986) Ketamin-Benzodiazepin-Kombination zur Sedierung von Intensivpatienten. In: Schulte am Esch J (Hrsg) Langzeitsedierung des Intensivpatienten. 2. Hamburger Anästhesiologisch-intensivmedizinisches Symposium. Zuckschwerdt, München, S 46–50
12. Levin J, Poore TE, Young NS (1972) Gramnegative sepsis detection of endotoxemina with the limulus test. Am Intern Med 76:1–7
13. Matsuki A, Zsigmond EK, Kelsch RC, Kothary SP (1974) The effect of pancuronium bromide on plasma norepinephrine concentrations during ketamine induction. Can Anaesth Soc J 21:315–319

14. Müller H, Schleussner U, Stongemor M, Hempelmann G (1981) Hämodynamische Wirkungen und Charakteristika der Narkoseinleitung mit Midazolam. Arzneim Forsch/Drug Res 31/12a:2227–2232
15. Nimmo WS, Macrae WA (1983) Sedation and analgesia. In: Ledingham J, Haming CD (eds) Recent advances in critical care medicine. Livingstone, Edingburgh London Melbourne New York
16. Pasch T, Bugsch LA (1979) Beeinflussung der glatten Muskulatur kleiner Arterien durch Analgetika Droperidol, Diazepam und Flunitrazepam. Anaesthesist 28:283–289
17. Toda N, Hatamo Y (1977) Alpha-adrenergic blocking action of fentanyl on the isolated aorta of the rabbit. Anesthesiology 46:411–416
18. Traber DL, Wilson RD, Lawrence LP (1971) The effect of alpha-adrenergic blockade on the cardiopulmonary response to ketamine. Anesth Analg 50:438–447
19. Whipe PF, Way WL, Trevor AJ (1982) Ketamine – its pharmacology and therepeutiv uses. Anesthesiology 56:119–136
20. White PF (1982) Comparative evaluation of intravenous agents for rapid sequence induction: thiopental, ketamine and midazolam. Anesthesiology 57:279–284
21. Wong DH, Jenkins LC (1975) The cardiovascular effects of ketamine in hypotensive states. Can Anaesth Soc J 22:339–348
22. Zsigmond EK, Kelsch RC, Kothary SP, Vaduay L (1972) Free norepinephrine concentrations during induction of anaesthesia with ketamine. Rev Brasil Anesth 22:443–451
23. Zsingmond EK, Kelsch RC (1973) Elevated plasma noreprinepherine concentrations during ketamin anaesthesia. Clin Pharmacol Ther 14:140–150

Ketamin in der präklinischen Notfalltherapie

E. Foidl, G. Kroesen

Ketamin ist eine in der Notfall- und Katastrophenmedizin seit längerer Zeit etablierte Substanz, die sich besonders durch eine große therapeutische Breite auszeichnet. Bereits bei Dosierungen von 0,25 mg/kg KG i.v. oder 0,5 mg/kg KG i.m. ist eine analgetische Wirkung nachweisbar. Im niedrigen Dosisbereich findet sich eine ausreichende Analgesie bei erhaltenem Wachzustand ohne Beeinträchtigung der Vitalfunktionen. Über eine rasche und ausreichende Resorption und Wirkung bei schockierten Patienten nach i.m.-Applikation wird berichtet [4].

Im höheren anästhetischen Dosisbereich (1,0 mg/kg KG – 2,0 mg/kg KG i.v. bzw. 5 mg/kg KG – 10 mg/kg KG i.m.) führt Ketamin zu einer charakteristischen Wirkung auf das Zentralnervensystem, die von Corssen [1] als dissoziative Anästhesie bezeichnet wurde. Während das thalamokortikale System inhibiert wird, treten im limbischen und retikulären System exzitatorische und inhibitorische Effekte auf. Die exzitatorische Wirkung auf den Hirnstamm dürfte für die kardiozirkulatorische Stimulation verantwortlich sein [8]. Die Spontanatmung bleibt bis weit in das Toleranzstadium hinein erhalten. Allerdings kann es bei Kombination mit Benzodiazepinen zu einer Hypoventilation mit sinkendem p_aO_2 steigendem p_aCO_2 kommen. Deshalb muß auch bei primär erhaltener Spontanatmung die Möglichkeit zur kontrollierten Beatmung gegeben sein. Typische EEG-Veränderungen für ein Narkosestadium werden beobachtet.

Die Wirkung von Ketamin auf das kardiovaskuläre System entspricht einer zentralen, adrenergen Stimulation. Unter der anästhetischen Dosis kommt es zu einem Anstieg des systolischen und diastolischen Blutdrucks sowie der Pulsfrequenz.

Aufgrund dieser Effekte ergeben sich die Indikationen, die für die präklinische Anwendung von Ketamin bevorzugt werden:

1) *Bergung von eingeklemmten Unfallopfern:* Sie bietet aufgrund der örtlichen Gegebenheiten häufig erhebliche Schwierigkeiten. Durch eine ungünstige Lage des Patienten treten erhebliche Kreislaufbelastungen auf. Die Intubation ist meist nicht möglich. In dieser Situation findet Ketamin sowohl als Analgetikum als auch als Einleitungsnarkotikum Anwendung.
2) *Polytraumatisierte Patienten im hämorrhagischen Schock:* Ketamin sichert eine ausreichende Koronardurchblutung und Hirnperfusion durch Kreislaufzentralisation. Die Ketamindosis muß entsprechend dem reduzierten Verteilungsvolumen zur Vermeidung von zu hohen Plasmaspiegeln herabgesetzt werden.

3) *Therapierefraktärer Status asthmatikus:* Ketamin bewirkt bei obstruktiven Lungenerkrankungen eine Erweiterung der spastisch verengten Bronchien. Deshalb eignet es sich ideal für die Narkoseeinleitung [2, 9].

4) *Ausgedehnte Verbrennungen:* Ketamin eignet sich in diesen Fällen besonders durch seine gute analgetische Wirkung bei erhaltener Spontanatmung.

Sehr kontrovers sind die Aussagen zu der Frage Ketamin beim Schädel-Hirn-Trauma. Derzeitiger Stand der Diskussion: Ketamin ist als Einleitungsanästhetikum bei Patienten mit Schädel-Hirn-Trauma und hämorrhagischem Schock sehr wohl indiziert, da alle anderen Anästhetika zu einer Depression des kardiozirkulatorischen Systems führen können. Die adrenerge Reaktion auf Ketamin führt zu einer erwünschten Kreislaufzentralisation und verhindert dadurch die Verminderung des entscheidenden zerebralen Perfusionsdrucks. Einer Zunahme des intrakraniellen Druckes kann durch kontrollierte Beatmung mit milder Hyperventilation entgegengewirkt werden. Aus Sicherheitsgründen sollte aber eine Dosis von 0,5 mg/kg KG – 1,0 mg/kg KG i. v. nicht überschritten werden [3, 6].

Dazu eine Kasuistik aus der eigenen notfallmedizinischen Praxis:

Ein 13jähriges Mädchen erlitt bei einem Reitunfall ein Schädel-Hirn-Trauma. Am Notfallort findet der Notarzt eine bewußtlose Patientin, die massiv aus Nase und Ohren blutet und mehrmals erbricht. Schutzreflexe sind nicht sicher vorhanden, die peripheren Pulse kaum tastbar. Unter Sedierung mit Valium hatte ein anwesender Arzt bereits mehrere Intubationsversuche unternommen. Sensorium und Motorik waren dadurch nicht mehr originär beurteilbar.
Der Notarzt intubiert das Kind nach Gabe von 50 mg Ketalar i.v. und führt die Anästhesie mit Fentanyl und Pavulon unter entsprechender Volumensubstitution weiter. Eine Hirndruckprophylaxe wird mit Kortison eingeleitet. Der Transport in die Klinik erfolgt mit dem Hubschrauber.
Im Schockraum der Unfallaufnahme wurde vom Ärzteteam dann folgender Befund erhoben: Offene otobasale Fraktur beiderseits, Verdacht auf frontobasale Fraktur, Impressionsfraktur links temporal, leichtes Hirnödem, Rhinoliquorrhö, Klavikulafraktur links, systolische Blutdruckwerte 110 mgHg, Hämoglobin 5,5 %. Nach operativer Versorgung und Ruhigstellung der Klavikulafraktur erfolgt die weitere Betreuung und Behandlung auf der allgemeinen Intensivstation der Klinik für Anästhesie. Fünf Tage nach dem Ereignis kann die Patientin extubiert werden und weitere zehn Tage später auf die Allgemeinstation verlegt werden. Der Verlauf war komplikationslos.

Die vielseitigen Anwendungsmöglichkeiten des Ketamin in der präklinischen Versorgung von Notfallpatienten erfordern aber auch einen Hinweis auf die wenigen Kontraindikationen.

1) *Koronarinsuffizienz:* Ketamin führt durch die Druck- und Frequenzbelastung des Herzens zu einem gesteigerten myokardialen Sauerstoffbedarf, der eine vermehrte Koronardurchblutung erfordert. Bei koronarer Herzkrankheit kann ein Mißverhältnis zwischen Sauerstoffangebot und Sauerstoffbedarf auftreten. Ketamin sollte daher in dieser Situation – wenn überhaupt – nur in Kombination mit Benzodiazepinen, die die adrenerge Wirkung weitgehend abschwächen, eingesetzt werden.
2) *Pulmonale Hypertonie:* Ketamin führt zu einer Zunahme des pulmonalvaskulären Widerstands. Rechtsherzinsuffizienz oder hoher Pulmonalisdruck limitieren daher die Applikation von Ketamin [5].
3) *Schädel-Hirn-Trauma ohne adäquate Ventilation:* Die Anwendung bei Schädel-Hirn-Trauma ist immer dann unzulässig, wenn negative Nebeneffekte des

Medikaments nicht kompensiert werden können. Das gilt für die fehlende Hyperventialtionstherapie und für überflüssige Blutdrucksteigerungen. Andere hirndrucksenkende Medikamente stehen hier zur Verfügung.

Die in der Aufwachphase auftretenden Pseudohalluzinationen haben in der Notfallsituation nur untergeordnete Bedeutung und können bei Bedarf durch Benzodiazepine unterdrückt werden [7]. Die Anwendung von Ketamin als wertvolle Hilfe in der Notfallmedizin sollte aber denen vorbehalten sein, die über praktische Erfahrung im Umgang mit diesem Medikament verfügen.

Literatur

1. Corssen G, Gutierrez J, Reves J (1972) Ketamin in the anestetic management of asthmatic patients. Anesth Analg 4:588
2. Jungck E, Klöss T, Polke K (1982) Behandlung des therapieresistenten Status asthmatikus mit Ketamin. Notfallmedizin 7:447
3. Klose R, Hartum HJ (1982) Experimentelle Untersuchungen zur intrakraniellen Drucksteigerung durch Ketamin beim hämoorhagischen Schock. Anaesthesist 31:33
4. Pfenninger E, Sachs H, Hirlinger WK (1988) Ketamin als Analgetikum in der Notfall- und Katastrophenmedizin. Notfallmedizin 14:1021
5. Pfenninger E (1988) Ketamin in der Notfallmedizin. Arzneimitteltherapie 7:185
6. Pfenninger E, Marx A (1987) Wie verhält sich der intrakranielle Druck nach Ketamingabe bei Patienten mit akutem Schädel-Hirn-Trauma? Notfallmedizin 13:472
7. Schürmann W, Pfenninger E (1987) Haben psychomimetische Reaktionen nach Ketamin für die Notfallmedizin eine Bedeutung? Notfallmedizin 13:125
8. Schürmann W, Pfenninger E (1984) Welche Rolle spielt Ketamin in der Notfallmedizin? Notfallmedizin 10:1436
9. Schwender D, Djonlagic H (1985) Wie kann man das therapieresistente Asthma bronchiale behandeln? Notfallmedizin 11:115

Einsatz von Ketamin bei katecholaminpflichtigen Beatmungspatienten

H. A. Adams, J. Biscoping, E. Claußen, G. Michaelis, B. Gebhardt, G. Hempelmann

In einer im Jahre 1988 publizierten Studie [1] hat unsere Gießener Arbeitsgruppe die sedativ-analgetische Medikation beatmungspflichtiger Intensivpatienten mit den Kombinationen Ketamin/Midazolam und Fentanyl/Midazolam verglichen. Diese Studie hat zu folgenden Ergebnissen geführt:

- Die endokrine Streßreaktion war bei beiden Kombinationen vergleichbar ausgeprägt.
- Die Kombination Ketamin/Midazolam ließ hämodynamische Vorteile bei instabiler Kreislauffunktion erkennen.
- Es gab Hinweise, daß es unter Ketamin–Midazolam zu einer Reduktion des exogenen Katecholaminbedarfs kommt.

Drei Patienten der damaligen Ketamingruppe, die zur Stabilisierung ihrer Kreislauffunktion auf die Zufuhr von Katecholaminen angewiesen waren, wurden unter der Behandlung mit Ketamin-Midazolam katecholaminfrei. Diese Erkenntnisse waren der Anlaß zu einer neuen Studie, deren erste Ergebnisse nach einer Zwischenauswertung hier vorgestellt werden.

Methodik

Allgemeines, Gruppenbildung

Die Untersuchung umfaßte Patienten einer operativen Intensivstation, die folgende Eingangskriterien erfüllten:

- Die klinische Gesamtsituation ließ eine Beatmung über mindestens 48 h erwarten.
- Die Patienten waren zur Kreislaufstabilisierung auf die Zufuhr von Adrenalin oder Noradrenalin angewiesen.

Als „katecholaminpflichtig" galten die Patienten, deren systolischer Blutdruck länger als nur vorübergehend-situativ unter 85 mmHg bzw. deren arterieller Mitteldruck unter 65 mmHg lag.

Als Ausschlußkriterien galten:
- Myokardinfarkt in den letzten 6 Monaten,
- instabile Angina pectoris,
- Alkohol- und Opiatsucht,
- Alter unter 16 Jahren.

Bis zum Meßzeitpunkt 0 (10.00 Uhr des ersten Untersuchungstages) erfolgte die Analgosedierung aller Patienten mit Fentanyl und Midazolam. Nach Bestimmung der Ausgangswerte wurden die Patienten dann randomisiert folgenden Gruppen zugeteilt:

- *Ketamingruppe:* initialer Bolus von 1 mg Ketamin/kg KG und 0,03 mg Midazolam/kg KG, danach über Perfusor etwa 50 mg Ketamin und 2,5 mg Midazolam/h;
- *Fentanylgruppe:* etwa 0,2 mg Fentanyl und 2,5 mg Midazolam/h.

Die Dosierungen waren der jeweiligen klinischen Situation anzupassen. Die Steuerung der Katecholaminzufuhr erfolgte unter Beachtung der hämodynamischen Meßgrößen. Auf den Einsatz von Muskelrelaxanzien wurde nach Möglichkeit verzichtet.

Parameter

Folgende Parameter wurden bestimmt:

- exogener Katecholaminbedarf (Adrenalin, Noradrenalin),
- Adrenalin und Noradrenalin im Plasma,
- Hämodynamik (einschließlich Pulmonaliskatheter).

Die Bestimmung der Plasmakatecholamine [1] erfolgte mittels Hochdruckflüssigkeitschromatographie und elektrochemischer Detektion (HPLC/ECD). Als Normalbereiche galten für Noradrenalin 185–275 pg/ml und für Adrenalin 40–120 pg/ml. Zur Verlaufsbeurteilung des Katecholaminbedarfs dienten folgende Kriterien:

- Als „gebessert" galten solche Patienten, die katecholaminfrei wurden oder deren exogener Katecholaminbedarf sich um mindestens 20% verminderte.
- Als „unverändert" galten die Patienten, deren exogener Katecholaminbedarf um bis zu 20% schwankte.
- Als „verschlechtert" galten die Patienten, deren exogener Katecholaminbedarf um mehr als 20% zunahm oder die im Verlauf der Behandlung ein zweites Katecholamin erhielten.

Meßzeitpunkte

Als Meßzeitpunkte waren definiert:

- M 0 / 10.00 Uhr: Ausgangswert,
- M 1 / 10.30: nach 30 min,
- M 2 / 11.00: nach 1 h,
- M 3 / 12.00: nach 2 h,
- M 4 / 14.00: nach 4 h,
- M 5 / 18.00: nach 8 h,
- M 6 / 22.00: nach 12 h,
- M 7 / 10.00: nach 24 h,
- M 8 / 22.00: nach 36 h,
- M 9 / 10.00: nach 48 h.

Ergebnisse

Allgemeines

Bisher sind die Daten von 10 Patienten ausgewertet worden, die sich gleichmäßig auf beide Gruppen verteilten. Wegen der geringen Gruppenstärken können z. Z. keine statistisch gesicherten Angaben gemacht werden. Nachfolgend sollen lediglich einige Tendenzen aufgezeigt werden.

Zur Ketamingruppe gehörten 2 Männer und 3 Frauen. Das mittlere Lebensalter betrug 63 Jahre (Spanne: 54–68 Jahre). Die Körpergröße lag im Mittel bei 169 cm (Spanne: 160–185 cm), das mittlere Körpergewicht bei 78 kg (Spanne: 58–100 kg); 3 Patienten hatten eine Sepsis auf dem Boden einer Peritonitis entwickelt, 1 Patient litt an einer Sepsis nach Pneumonie und 1 Patient an einer Urosepsis.

Zur Fentanylgruppe gehörten 4 Männer und 1 Frau in einem mittleren Alter von 55 Jahren (Spanne: 45–64 Jahre). Die mittlere Körpergröße betrug 179 cm (Spanne: 170–190 cm), das mittlere Körpergewicht 76 kg (Spanne: 65–90 kg); 3 Patienten hatten eine Sepsis nach Peritonitis, 1 Patient litt an einer Sepsis im Verlauf einer Pneumonie und 1 Patient hatte ein Polytrauma mit nachfolgendem ARDS.

Exogener Katecholaminbedarf (Abb. 1)

In der Ketamingruppe benötigten alle 5 Patienten zur Stabilisierung ihrer Kreislauffunktion die Zufuhr von Adrenalin und Noradrenalin. In der Fentanylgruppe erhielt ein Patient lediglich Adrenalin, die übrigen ebenfalls Adrenalin und Noradrenalin.

Die Patienten der Ketamingruppe hatten zum Zeitpunkt der randomisierten Gruppenzuteilung mit einem initialen mittleren Katecholaminverbrauch von 31,1 µg/min einen deutlich höheren Bedarf als die Patienten der Fentanylgruppe mit 11,8 µg/min. Der gesamte Katecholaminverbrauch sank in der Ketamingruppe dann im Verlauf ab, in der Fentanylgruppe blieb er dagegen praktisch unverändert. Bei Umrechnung in eine Prozentskala ergibt sich damit in der Ketamingruppe eine Reduktion des Katecholaminverbrauchs um 21,5% und in der Fentanylgruppe um 1,7%.

Die Verlaufsbeurteilung des Katecholaminverbrauchs nach den oben dargestellten Kriterien führte zu folgenden Ergebnissen:

- Von 5 Patienten der Ketamingruppe waren 3 als „gebessert" zu bezeichnen; 2mal konnte auf die weitere Zufuhr von Adrenalin und 1mal auf die von Noradrenalin verzichtet werden.
- Bei 2 Patienten der Ketamingruppe war der Zustand „verschlechtert", in einem Fall wurde Noradrenalin als zusätzliches Katecholamin benötigt.
- In der Fentanylgruppe waren 2 Patienten als „gebessert" zu betrachten. Dadurch konnte einmal die weitere Zufuhr von Adrenalin und Noradrenalin und in einem weiteren Fall die alleinige Zufuhr von Adrenalin unterblieben.
- Ein Patient der Fentanylgruppe war „unverändert"; die übrigen beiden Patienten waren „verschlechtert", in beiden Fällen wurde Noradrenalin als zusätzliches Katecholamin benötigt. Ein Patient verstarb am Ende der Meßperiode.

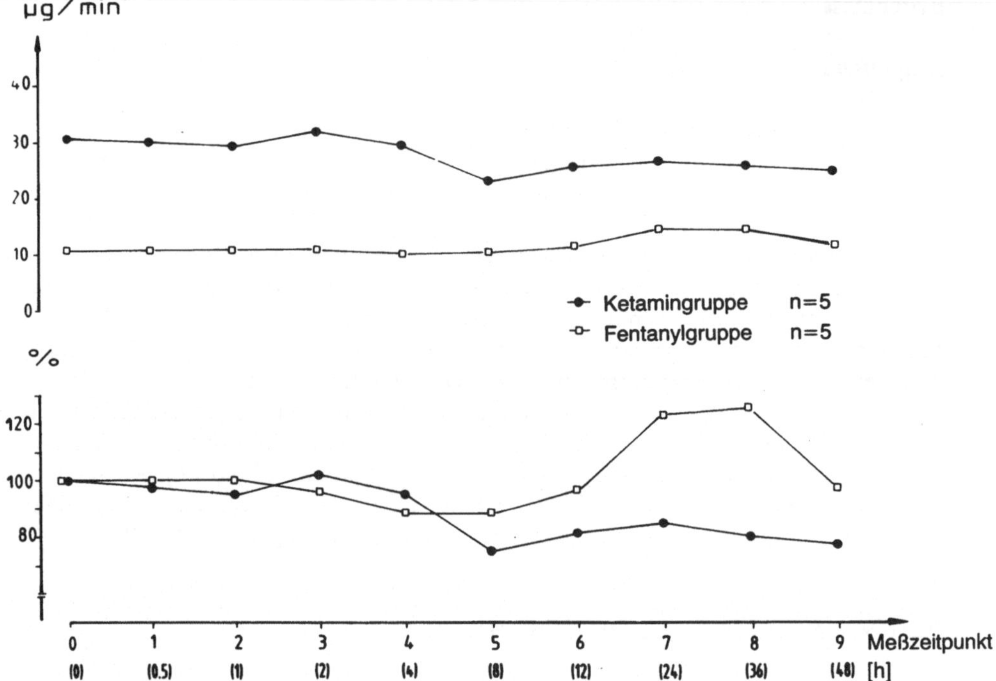

Abb. 1. Exogener Katecholaminbedarf; arithmetische Mittelwerte und prozentuale Veränderungen

Noradrenalin und Adrenalin im Plasma (*Abb. 2*)

Die Plasmaspiegel von Noradrenalin und Adrenalin beruhten zum ganz überwiegenden Teil auf der exogenen Zufuhr und überstiegen die Normalbereiche in beiden Gruppen um ein Vielfaches. Die Noradrenalinkonzentrationen stiegen in beiden Gruppen im zeitlichen Verlauf an, die Patienten der Ketamingruppe lagen dabei durchgehend deutlich höher. Die Adrenalinspiegel sanken in beiden Kollektiven im zeitlichen Verlauf ab. In der Fentanylgruppe war dies, ausgehend von einem höheren initialen Niveau, besonders ausgeprägt.

Hämodynamische Parameter (*Abb. 3 und 4*)

Der arterielle Mitteldruck (MAP) blieb in der Ketamingruppe initial stabil und stieg gegen Ende der Meßperiode geringfügig an. In der Fentanylgruppe kam es am Ende des Untersuchungszeitraums zu einem leichten Blutdruckabfall.

Die Herzfrequenz (HF) zeigte in beiden Kollektiven einen weitgehend gleichförmigen Verlauf. Die Umstellung der Patienten auf die Kombination Ketamin/Midazolam hatte keinen Anstieg der Herzfrequenz zur Folge.

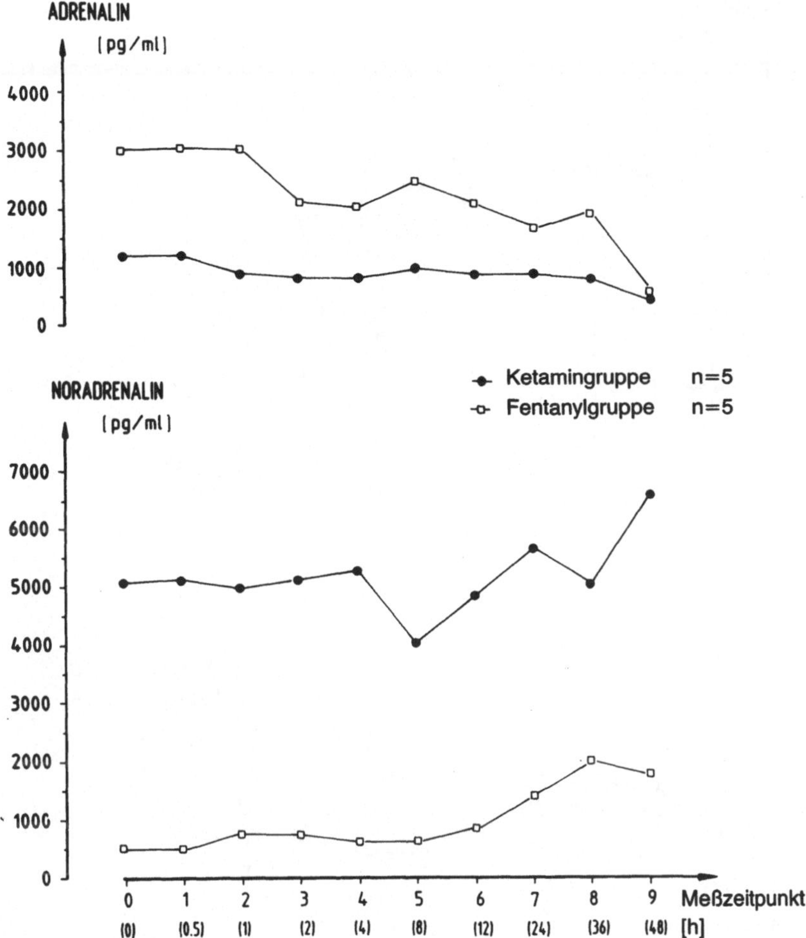

Abb. 2. Adrenalin und Noradrenalin im Plasma; geometrische Mittelwerte

Der Herzindex (C.I.) stieg unter Ketamin zunächst an, fiel dann vorübergehend unter das initiale Niveau ab und erreichte am Ende der Untersuchungsperiode wieder den Ausgangsbereich. Auch in der Fentanylgruppe kam es im Verlauf zu einem geringfügigen Abfall und danach wieder zu einem Anstieg.

Der pulmonalarterielle Mitteldruck (PAP) war in beiden Gruppen deutlich erhöht. Das Gruppenniveau war mit 29 mm Hg in der Ketamingruppe und 27 mm Hg in der Fentanylgruppe vergleichbar. In der Ketamingruppe kam es im Verlauf zu einem geringfügigen Anstieg des PAP.

Auch der pulmonalkapilläre Verschlußdruck (PCWP) war in beiden Kollektiven erhöht. Das Gruppenniveau war mit 16 mm Hg in der Ketamin- und 14 mm Hg in der Fentanylgruppe vergleichbar. Auch der PCWP stieg im Verlauf in der Ketamingruppe leicht an.

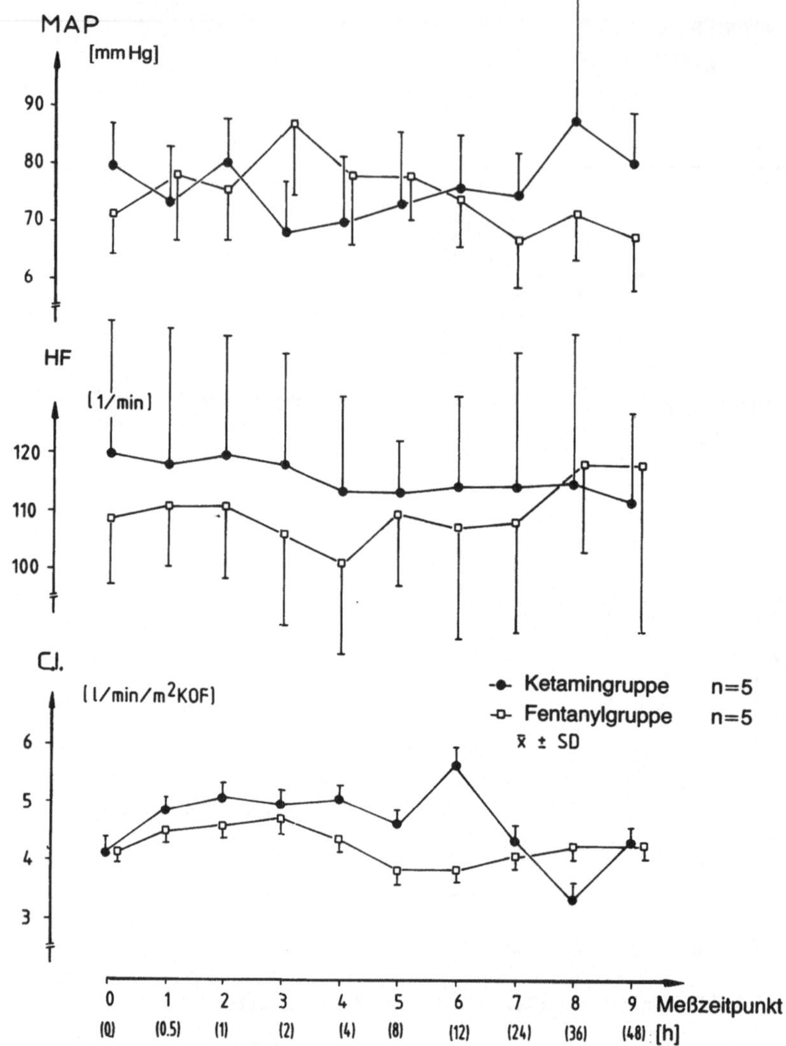

Abb. 3. Arterieller Mitteldruck (*MAP*), Herzfrequenz (*HF*) und Herzindex (*C.I.*); arithmetische Mittelwerte und Standardabweichung

Das Shuntvolumen lag im Gruppenniveau im Ketaminkollektiv bei 24% und im Fentanylkollektiv bei 21%. In beiden Gruppen kam es im Verlauf zu einem geringfügigen Abfall des Shuntvolumens.

Der systemische Gefäßwiderstand betrug in der Ketamingruppe im Mittel 645 dyn · s · cm⁻⁵, in der Fentanylgruppe 686 dyn · s · cm⁻⁵. Der pulmonale Gefäßwiderstand lag in der Ketamingruppe bei 128 dyn · s · cm⁻⁵ und in der Fentanylgruppe bei 132 dyn · s cm⁻⁵.

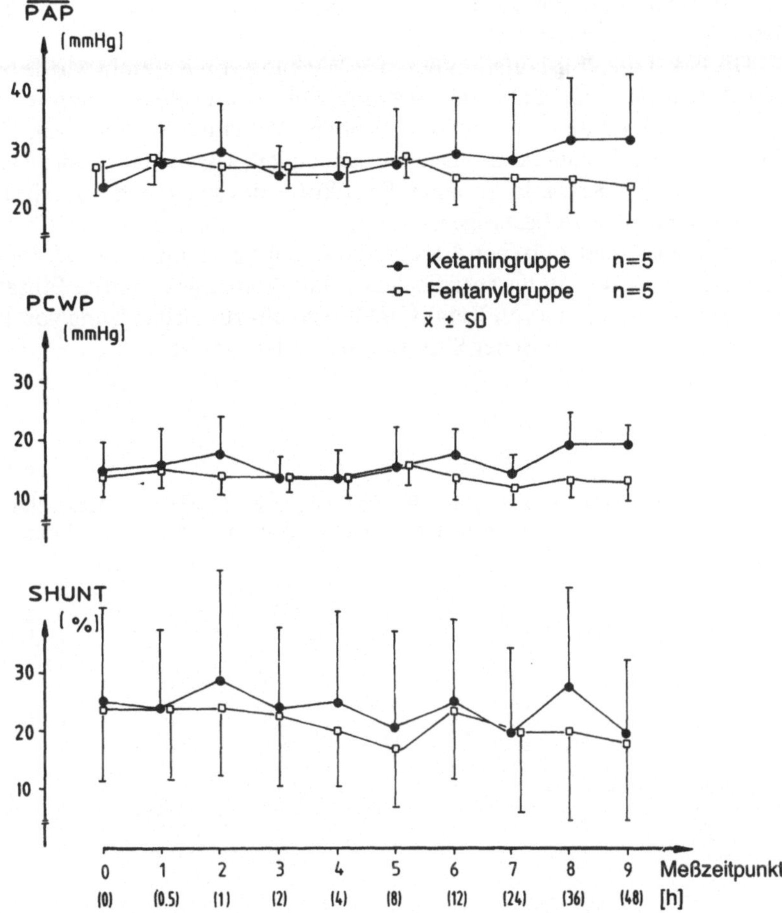

Abb. 4. Pulmonalarterieller Mitteldruck (*PAP*), pulmonalkapillärer Verschlußdruck (*PCWP*) und Shuntvolumen (*Shunt*); arithmetische Mittelwerte und Standardabweichung

Diskussion

Die zur Zeit vorliegenden Daten dieser Untersuchung erlauben noch keine gesicherten Aussagen. Der exogene Katecholaminbedarf als primäre Zielgröße wurde bisher durch die Kombination Ketamin/Midazolam günstiger beeinflußt als durch die Kombination Fentanyl/Midazolam. Dies ist um so bedeutsamer, als die Patienten des Ketaminkollektivs initial einen deutlich höheren Katecholaminbedarf aufwiesen und damit gefährdeter waren als die Patienten der Vergleichsgruppe. Die Verminderung des Katecholaminverbrauchs um über 20% ist klinisch relevant. Die Katecholaminspiegel im Plasma lassen infolge der stark differierenden exogenen Zufuhr keine eindeutige Interpretation zu. Die hämodynamischen Größen ließen bisher keine substanztypischen Vor- oder Nachteile erkennen. Die in der Ketamingruppe beobachteten Veränderungen im kleinen Kreislauf erfordern jedoch in Zukunft besondere Aufmerksamkeit.

Die bekannte kreislaufstimulierende Wirkung von Ketamin wurde bisher eher zu den Nachteilen der Substanz gezählt. Bei den in dieser Studie untersuchten schwerstgeschädigten und vital bedrohten Patienten machte sich dieser Effekt dagegen positiv bemerkbar. Der in der eingangs zitierten Studie [1] aufgezeigte Trend, wonach Ketamin zu einer Reduktion des exogenen Katecholaminbedarfs führt, scheint sich zu bestätigen.

Im intensivmedizinischen Bereich kommen heute mehrere sedativ-analgetische Medikationsmuster unter spezifischen Indikationen gezielt zum Einsatz. Darunter erscheint die Kombination Ketamin/Midazolam zur Behandlung von Patienten mit instabiler hämodynamischer Situation besonders geeignet.

Literatur

1. Adams HA, Biscoping J, Russ W, Bachmann B, Ratthey K, Hempelmann G (1988): Untersuchungen zur sedativ-analgetischen Medikation beatmungspflichtiger Intensivpatienten. Anaesthesist 37:268–276

Der Einfluß von Ketamin/Midazolam
bzw. Fentanyl/Midazolam auf die gastrozäkale Transitzeit

E. Freye, R. Dhoré

Bekanntermaßen verzögern Morphin und andere Opiode die Darmentleerung. Dabei ist der Tonus von Pylorus und Dünndarm erhöht und die Zeit zum Transport des gesamten Darminhaltes verlängert [3]. Ursächlich liegt eine Hemmung der propulsiven Motorik des Darmes zugrunde, wobei das Opioid über spezifische Bindestellen im Plexus myentericus Auerbachii seinen konstipierenden Effekt vermittelt [16]. Die Opiatrezeptoren sind hierbei nur Mittler, indem sie die Acetylcholinfreisetzung aus dem intramuralen cholinergen Nervenplexus hemmen [5, 18]. Darum werden einige Opioidabkömmlinge (z. B. Loperamid) eingesetzt, um bei Durchfall eine antidiarrhoische Wirkung zu entfalten [2]. Dagegen ist der analgetische Effekt der Opioide zentraler Natur, wobei die Vermittlung über selektive Rezeptoren in schmerzverarbeitenden Arealen des ZNS erfolgt [9].

Inwieweit jedoch Ketamin, ebenfalls ein stark wirkendes Analgetikum, das auch über die Opiatrezeptoren seine analgetische Wirkung vermittelt, [22] einen konstipierenden Effekt hat, ist nur unvollständig und anhand von tierexperimentellen Daten ermittelt worden [27]. In einer Untersuchung wurde deshalb bei Patienten eine Ketamin-Midazolam-Narkose eingesetzt und postoperativ die gastrozäkale Transitzeit bestimmt. Im Vergleich hierzu wurde der Effekt auf die gastrozäkale Propulsion nach dem Inhalationsanästhetikum Isofluran untersucht, welches bekanntermaßen den Tonus der glatten Muskultur des Darmes nicht beeinflußt. Desweiteren erfolgte eine Untersuchung der Darmmotilität nach einer Fentanyl-Midazolam-Narkose.

Methodik

Patienten, die sich Eingriffen an den Extremitäten unterziehen mußten, erhielten zur Prämedikation Midazolam und Atropin (5 mg/0,01 mg/kg KG). Die Einleitung erfolgte mit Midazolam (0,15 mg/kg KG) und Succinylcholin (1 mg/kg KG) und anschließender Beatmung mit einem Lachgas-Sauerstoff-Gasgemisch im Verhältnis 60:40. Randomisiert wurden bei den Patienten unterschiedliche Narkoseverfahren eingesetzt:

Gruppe 1 (n = 7): Narkose mit Isofluran (im Mittel 1,5 Vol.-%);
Gruppe 2 (n = 7): Ladedosis mit 6 µg/kg KG, Fentanyl gefolgt von einer Fentanyl-(1,0 mg-)Midazolam-(15-mg-)Perfursormischung (0,1 ml/kg KG/h);

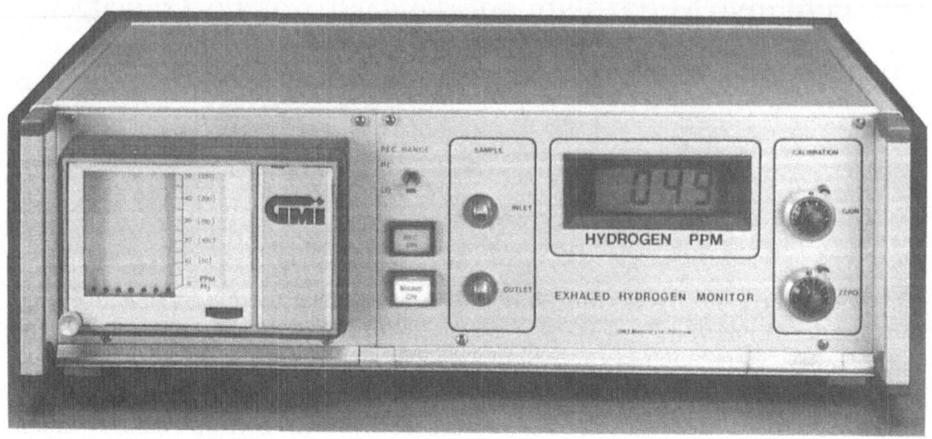

Abb. 1. Exhaled Hydrogen Monitor (Fa. Stimutron, Wendelstein)

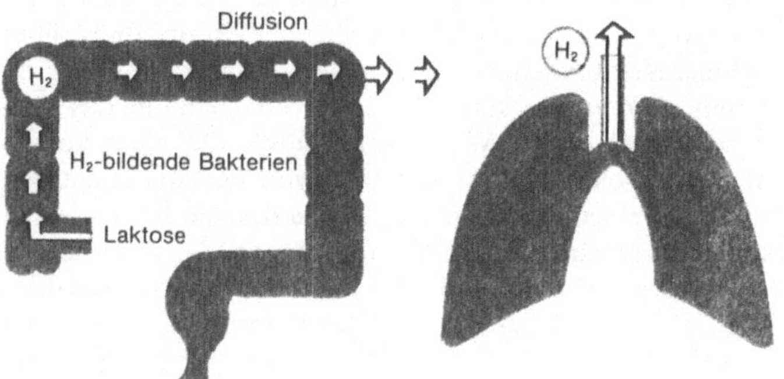

Abb. 2. Prinzip der Bildung von Wasserstoff aus Lactulose durch Darmbakterien und die folgende Bestimmung der Exspirationsluft

Gruppe 3 (n = 7):   Ladedosis mit Ketamin (1,5 mg/kg KG), gefolgt von einer Ketamin-(1000-mg-)Midazolam-(15-mg-)Perfusormischung (0,1 ml/mg KG/h).

Um ein postoperatives Erbrechen zu vermeiden, erhielten alle Patienten intraoperativ zusätzlich 2,5–5,0 mg DHB. Am Ende der Narkose wurde über einen liegenden Magenschlauch 40 g Lactulose (Bifiteral) in 100 ml Wasser appliziert.

Lactulose hat die Eigenschaft, erst ab dem Zäkum von lactulosespaltende Bakterien abgebaut zu werden, wobei H_2 entsteht, welches, vom Blutkreislauf aufgenommen, über die Lungen abgeatmet wird (ppm) und sich mit einem H_2-Detektor (GMI Exhaled Hydrogen Monitor, FA. Stimutron, Wendelstein) nachweisen läßt (Abb. 1). Hierdurch war es möglich, den Zeitraum zu bestimmen, den Lactulose für den Transport von Magen zum Zäkum benötigte ([1], Abb. 2).

Um reproduzierbare Werte des Wasserstoff-Gas-Gemisches in der Expirationsluft zu bekommen, war es notwendig den Anteil des Atemgases zu messen, der den

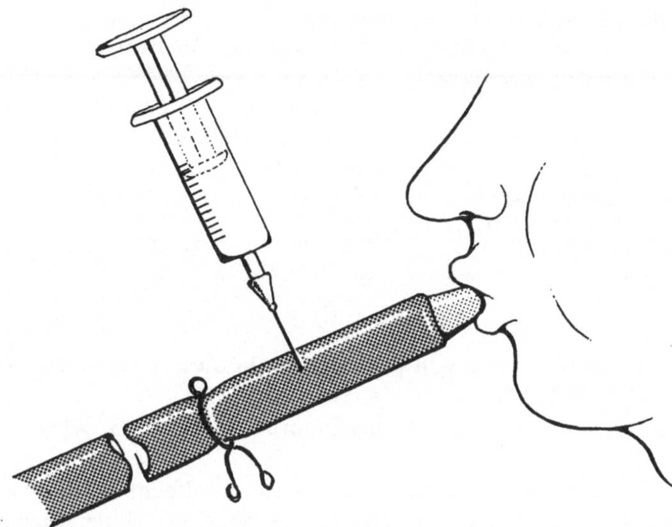

Abb. 3. Modifiziertes Haldane-Priestley-Rohr, wie es für die Bestimmung der endexspiratorischen H_2-Konzentration eingesetzt wurde

höchsten Gehalt an Wasserstoff besitzt; dieser befindet sich nur im alveolären Gasgemisch. Aus diesem Grunde wurde ein modifiziertes Haldane-Priestley-Rohr zur Entnahme der endexspiratorischen (alveolären) Luftproben verwendet [15]. Zur Probeentnahme wurde in der postoperativen Periode der Patient aufgefordert, alle 10 min aus normaler Atemmittellage einer forcierte Exspiration durchzuführen. Am Ende der maximalen Exspiration wurde das Mundstück durch eine Schlauchklemme verschlossen, so daß eine Rückatmung nicht möglich war (Abb. 3). Mit einer Einmalspritze wurden anschließend die letzten im Rohr befindlichen 20 ml abgesaugt und zur Konzentrationsbestimmung dem H_2-Detektor (elektrochemische Zelle) eingegeben. Gaschromatische Vergleichsuntersuchungen haben eine zuverlässige Meßgenauigkeit dieser Methode nachgewiesen [1, 14].

Um eine möglichst homogene Verteilung zu erreichen, mußten folgende Voraussetzungen erfüllt sein, damit ein Patient in die Untersuchung aufgenommen wurde:

1) keine Darmerkrankungen und Verdauungsprobleme;
2) keine vorangegangenen operativen Eingriffe im Andominalbereich, die mit möglichen Verwachsungen einhergingen und den intestinalen Transit beeinflußten;
3) am Vortag der Operation keine Einnahme von Bohnen oder Pflaumen, die zu einer erhöhten H_2-Freisetzung führen würden [17];
4) keine vorangegangene Einnahme von oralen Antibiotika, da hierdurch eine Störung der intestinalen Bakterienflora induziert wird [17, 42];
5) Nikotinabstinenz, da Nikotin die Darmmotilität im Sinne einer gesteigerten Passage beeinflußt [25];
6) Untersuchung bei Patientinnen nur in der ersten Zyklushälfte, da eine Wechselwirkung von Progesteron auf die intestinale Motilität besteht [26];

Tabelle 1. Demographische Daten der an der Untersuchung teilnehmenden Patienten sowie Zeiten der endexspiratorischen H_2-Anstiege in den verschiedenen Gruppen ($\bar{x} \pm SD$)

	Isofluran	Fentanyl	Ketamin
Alter (Jahre)	40 ± 9	42 ± 19	42 ± 20
Körpergewicht (kg)	83 ± 23	71 ± 15	74 ± 18
Narkosedauer (min)	101 ± 45	115 ± 33	90 ± 42
H_2-Anstieg (min)	122 ± 49	351 ± 83	207 ± 73

7) keine Einnahme von β-Blockern, da diese Präparategruppe die Darmmotilität beeinflußt [8];

8) eine mindestens 12stündige Nahrungskarenz [23, 24].

Ein Anstieg der H_2-Konzentration um das 3fache des individuellen Nüchternwerts wurde als die Zeit definiert, in der lactulosehaltiger Darminhalt in das Zäkum gelangt war.

Die Auswertung der Daten erfolgte nach der Fragestellung „verlängert Ketamin/ Midazolam oder Fentanyl/Midazolam den gastrozäkalen Transit im Vergleich zu Isofluran signifikant". Hierzu wurde ein verteilungsfreies Verfahren (Rangvarianzanalyse nach Friedmann) für ungepaarte Daten eingesetzt. Eine Signifikanz liegt dann vor, wenn $p < 0{,}05$ ist.

Ergebnisse

Alle 3 Gruppen waren, was das Alter und das Gewicht der Patienten, sowie die Narkosedauer betraf, vergleichbar (Tabelle 1). Obwohl bei der Isoflurangruppe ein mittleres Körpergewicht von 83 kg (± 23 kg $< SD$) vorlag, verhielt sich dieser Wert signifikant zum mittleren Körpergewicht der Fentanyl- (71 kg ± 15 SD) und der Ketamingruppe (74 kg ± 18 SD). Die Altersverteilung wies ein mittleres Alter von 40 Jahren (± 9 SD) bei der Isofluran-, von 42 Jahren (± 19 SD) bei der Fentanyl- und von 42 Jahren (± 20 SD) bei der Ketamingruppe auf. Die Narkosedauer war mit 101 (± 45 SD) min bei der Isoflurangruppe, zur Fentanylgruppe (115 ± 33 SD min) bzw. zur Ketamingruppe mit im Mittel 90 (± 42 SD) min nicht signifikant verschieden.

Auffällig ist jedoch die Zeitspanne in den 3 Gruppen, bis ein Anstieg der endexspiratorischen H_2-Konzentration auf das 3fache zum wachen Ausgangswert nachweisbar war. So vergingen postoperativ im Mittel 122 (± 48 SD) min nach einer Isoflurannarkose, 351 (± 83 SD) min nach einer Fentanyl-Midazolam- bzw. 207 (± 73 SD) nach einer Ketamin-Midazolam-Narkose (Abb. 4). Die Fentanylgruppe wies einen signifikant ($p < 0{,}05$) längeren gastrozäkalen Transit zur Isofluran- und Ketamingruppe auf. Zwischen den Isofluran- und Ketamingruppe bestand dagegen ein statistisch nicht signifikanter Unterschied (Tabelle 1, Abb. 4).

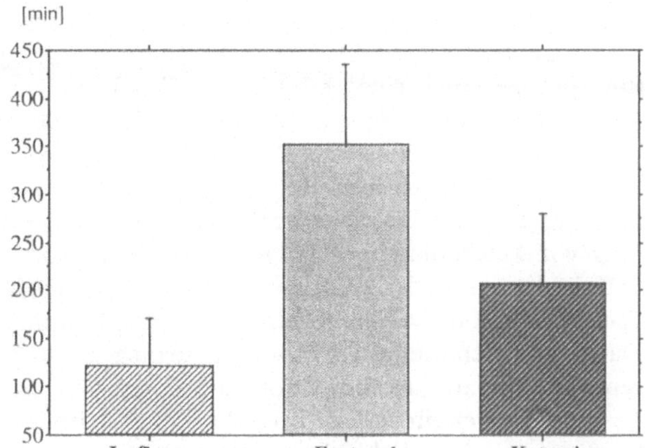

Abb. 4. Zeitspanne ($\bar{x} \pm$ SD), in der es nach unterschiedlichen Narkoseformen zum 3fachen Anstieg (ppm) in der Exspirationsluft kommt

Diskussion

Die vorliegenden Ergebnisse deuten darauf hin, daß es nach einer Narkose mit Fentanyl im Vergleich zu einer Narkose mit Isofluran zu einer Motilitätshemmung im gastrointestinalen Transit kommt. Da Isofluran von sich aus keine hemmende Wirkung auf die Darmmotilität ausübt, kann dieser Wert als Vergleich zu einer Narkose mit Fentanyl bzw. Ketamin herangezogen werden. Der recht deutliche Effekt von Fentanyl auf Magen- und Darmentleerung kann durch periphere Mechanismen erklärt werden. Über Opiatrezeptoren im Darm wird eine Hemmung der Acetylcholinfreisetzung aus den intramuralen cholinergen Nervenplexus, die normalerweise die Darmtätigkeit anregen, induziert [4, 5, 18]. Da Benzodiazepinrezeptoren im Darm nicht nachgewiesen sind, Midazolam auf die Darmtätigkeit keine nachteiligen Folgen hat und die Isoflurannarkose auch mit Midazolam eingeleitet wurden, ist der motilitätshemmende Effekt einer Opioidnarkose allein dem Fentanyl zuzuschreiben. Dies ist auch nicht allzu überraschend, da alle Opioide in unterschiedlichem Maße zu einer Hemmung der agastrontestinalen Propulsion führen [11].

Diese Wirkung von Fentanyl nach einer Narkose erscheint von untergeordneter Bedeutung. Sie gewinnt jedoch dann an Einfluß, wenn Fentanyl oder ein anders Opioid langfristig im Analgosedierungsregime auf der Intensivstation eingesetzt wird. Hier macht sich der motilitätshemmende Effekt von Fentanyl als nachteilig bemerkbar. Ob der Zusatz von dem Neuroleptikum Dehydrobenzperidol (DHB) diesen Effekt kompensieren kann, ist möglich, jedoch in einer kontrollierten Studie noch nicht nachgewiesen worden und beruht bis jetzt auf Einzelbeobachtungen.

Interessant ist in diesem Zusammenhang die Tatsache, daß Ketamin, welches nach Untersuchungen von Fink u. Nagai auch an Opiatrezeptoren bindet [6, 7], keine derartige motilitätshemmende Wirkung vermittelte. Dies liegt möglicherweise daran, daß Ketamin, im Gegensatz zu Fentanyl, neben einer μ-Rezeptorinteraktion gleichzeitig mit der σ-Rezeptorsubpopulation interagiert. Die Bindungspräferenz von Fentanyl zu den μ-Rezeptoren resultiert in einer starken Analgesie, Euphorie, Abhängigkeitsentwicklung, aber auch in atemdepressiver Wirkung und Bradykardie

80   E. Freye und R. Dhoré

[10, 20]. Da der Darm hauptsächlich μ-Rezeptoren aufweist [12], wird verständlich, warum andere Substanzen – wie z. B. Ketamin – mit geringerer Präferenz für diese Bindegruppe, auch eine geringere motilitäthemmende Wirkung inne haben. Die gleichzeitige σ-Bindung von Ketamin [21, 22] wiederum hat zur Folge, daß Effekte wie Dysphorie, Tachykardie, Blutdruckanstieg sowie eine Zunahme des Sympathikotonus nachweisbar sind [28]. Aufgrund dieser sympathikustimulierenden Wirkung von Ketamin [13, 19], eines Effekts, dessen man sich gerne in der Analgosedierung von katecholaminpflichtiger Patienten auf der Intensivstation bedient (s. S. 67 ff. in diesem Buch), kann auch eine geringere motilitätshemmende Wirkung auf den Darm erklärt werden. Denn selbst wenn Ketamin über die Opiatrezeptoren im Darm eine Hemmung der Motilität verursacht, so bewirkt doch die gleichzeitige zentrale Sympathikusstimulation eine Kompensation.

Letztlich verleiht diese Tatsache dem Pharmakon sicherlich eine besondere Stellung bei der Wahl des Mittels, wenn langfristig eine Analgesie auf der Intensivstation angestrebt wird.

Literatur

1. Bond JH Levitt MD (1975) Investigation of small bowel transit time utilizing pulmonary H_2-measurements. J Lab Clin Med 85:546–556
2. Burks TF (1978) Gastrointestinal pharmacology. Ann Rev Pharmacol Toxicol 16:15–31
3. Champion SE, Sullivan SN, Chamberlain M, Vezina W (1982) Naloxone and morphine inhibit gastric emptying of solids. Can J Physiol Pharmacol 60:k732–734
4. Daniel EE, Surherland WH, Bogoch A (1959) Effects of morphine and other drugs on motility of the terminal ileum. Gastroenterology 36:510–523
5. Dingledine R, Goldstein A (1976) Effect of synaptic transmission blockade on morphine action in the guinea pig myenteric plexus. J Pharmacol Exp Ther 196:97–106
6. Finck AD, Nagai SH (1981) Ketamine effects in opiate receptor bioassay. Anesthesiology 55:A 242
7. Finck AD, Nagai SH (1981) Ketamine interacts with opiate receptors in vivo. Anesthesiology 55:A 241
8. Forth W, Henschler D, Rummel W (1975) Allgemeine und Spezielle Pharmakologie und Toxikologie. Bibliographisches Institut, Mannheim Wien Zürich
9. Freye E (1982) Opiatrezeptoren im Gehirn. Perimed, Erlangen, S 83
10. Freye E (1987) Opiate agaoniusts, antagonists and mixed narcotic analgesic. Springer, Berlin, Heidelberg, New York, S 108
11. Freye E, Helle G (1988) Der Agonist-Antagonist Nalbuphin verlängert die gastrocoekale Transitzeit und induziert kurzfristig Schmerzen nach Neurolepanästhesie mit Fentanyl. Anaesthesist 37:440–445
12. Hirning LD, Porreca F, Burks TF (1985) Mu- but not kappa-opioid agonists induce conctractions of the canine small intestine in vivo. Eur J Pharmacol 109:49–54
13. Juang MS, Yonemurak K, Moriokat T, Tanaka I (1980) Ketamin acts on peripheral sympathetic nervous system of guinea pigs. Anesth Analg 59:45–49
14. Lembecke B, Kirchhoff S, Casparay WF (1980) Vereinfachte Methoden zur endexspiratorischen Wasserstoff-(H_2)Analyse: Klinische Erprobung zweier Atemtestgeräte. Z Gastroenterol 21:545–549
15. Meth G, Gasull MA, Leeds RA, Blendis LM, Jenkins DJA (1976) A simple method of measuring breath hydrogen in carbohydrate malabsorption by end-expiratory sampling. Clin Sci 50:237–240
16. Monferini E, Strada D, Manara L (1981) Evidence for opiate receptor binding in rat small intestine. Life Sci 29:595–602

17. Murphey EL, Calloway DH (1972) The effect of antibiotic drugs on the volume and composition of intestinal gas from beans. Ann J Dig Dis 17:639–642
18. North A (1979) Opiates, opioid peptides and single neurons. Life Sci 24:1537–1546
19. Pfeifer G, Tauberger G, Schulte am Esch J (1981) Wirkungen von Ketamin auf den zentralen Sympathicus, die Atmung und den Kreislauf im Tierexperiment. Anästhesie Intensivther Notfallmed 16:154–158
20. Schmidt WK, Tam SW, Shotzberger GS, Smith DH, Clark R, Vernier VG (1985) Nalbuphine. Drug Alcohol Depend 14:39–362
21. Smith DJ, Bouchal RL (1981) Ketamine interacts with dysphoric sigma opiate receptors. Anesthesiology 55:A 234
22. Smith DJ, Pekoe GM, Martin LL, Coalgate B (1980) The interaction of ketamine with the opiate receptor. Life Sci 26:789–795
23. Snape JW, Matarazzo SA, Cohes S (1984) Effect of eating and gastrointestinal hormones on human colonic myoelectrical and motor activity. Gastroenterology 75:373–378
24. Solomons NW, Viteri F, Rosenberg IH (1978) Development of an interval sampling hydrogen (H_2) breath test for carbohydrate malabsorption in children: evidence for a circadic pattern of breath-H_2 concentration. Pediatr Res 12(8):816–813
25. Tadesse K, Eastwood M (1977) Breath-hydrogen test and smoking. Lancet 2(8028):91
26. Wald A, Thiel DH van, Hoechstetter L, et al. (1981) Gastrointestinal transit: The effect of the menstrual cycle. Gastroenterology 80:1497–1500
27. White PF, Way WL, Trevor AJ (1982) Ketamine – its pharmacology and its therapeutic use. Anesthesiology 56:119–136
28. Zsigmond EK, Kothary SP, Matsuki A, Kelsch RC (1974) Diazepam for prevention of the rise in plasma catecholamine caused by ketamine. Clin Pharmacol Ther 15:223–224